国家级一流本科专业建设成果教材

广东工业大学校级教材建设项目 ｜ 国家与地方发展战略需求的紧缺教材

健康中国战略下的
体验设计方法

王晓岚　主编

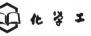

化学工业出版社

·北京·

内 容 简 介

　　本书旨在为健康中国战略下的体验设计提供参考，培养关心社会问题、关切人们健康生活的有责任感的设计师。书中首先探讨了体验设计与用户体验设计的区别与联系，其次从设计研究、概念设计、原型开发与测试三个阶段，详细介绍了设计愿景的设立、劝导式设计等理论知识、体验设计的流程与方法等，并提供了丰富翔实的教学案例。在本书结尾，还专门附上了对案例作者的深度对谈，为学生提供来自第一视角的设计学习经验。

　　本书适合国内高等院校的设计学专业师生作为教材使用，也可供对体验设计方法及流程、劝导式设计理论、生活方式设计等主题感兴趣的设计师参考。

图书在版编目（CIP）数据

健康中国战略下的体验设计方法 / 王晓岚主编．
北京 ：化学工业出版社，2024.10.--ISBN 978-7-122-46385-2

　　Ⅰ．R199.2

中国国家版本馆CIP数据核字第20243GJ065号

责任编辑：孙梅戈　吕梦瑶　　　　　　　　文字编辑：冯国庆
责任校对：刘 一　　　　　　　　　　　　装帧设计：韩 飞

出版发行：化学工业出版社（北京市东城区青年湖南街13号　邮政编码100011）
印　　装：中煤（北京）印务有限公司
787mm×1092mm　1/16　印张9¼　字数200千字　2025年1月北京第1版第1次印刷

购书咨询：010-64518888　　　　　　　　售后服务：010-64518899
网　　址：http://www.cip.com.cn
凡购买本书，如有缺损质量问题，本社销售中心负责调换。

定　　价：58.00元

前言

实施健康中国战略是党的十九大报告中提出的发展战略。《"健康中国2030"规划纲要》中也提到："全社会要增强责任感、使命感，全力推进健康中国建设，为实现中华民族伟大复兴和推动人类文明进步作出更大贡献。"设计学专业的学生，也应通过有效的学习和设计方法的运用，倡导人们形成健康的生活方式，努力为健康中国目标的实现贡献力量。本书聚焦健康中国战略下的体验设计方法教学，培养关心社会问题、关切人们健康生活、具有社会责任感的设计师。力图通过详细的方法和学生案例，为教学提供设计方法和思维工具的有效参考。

本书是广东工业大学校级教材建设项目，属于"国家与地方发展战略需求的紧缺教材"。在内容设计方面，本书从设计的价值观和愿景出发，以期塑造和培养学生的社会责任感和使命感。在设计理论层面，引入行为模型和劝导式设计，为学生对倡导健康生活方式的设计提供有效理论和工具的支持。另外，本书提供丰富真实的教学案例，并附上来自学生的完成案例项目的第一视角的全过程记录和反思，分享学习的真实感受，增强学习体验。

本书有四大特色。第一，急国家之所急。本书响应健康中国战略，提供系统全面的体验设计方法，为培养具有社会责任感和优秀设计能力的人才贡献力量。第二，引入前沿理论。本书引入体验设计的概念与视角，从以往强调"需求"的用户体验设计，导向聚焦"生活方式"的体验设计和方案构建。第三，兼顾方法与流程。本书不仅提供宏观的阶段指导，还有微观层面的方法工具。第四，本书通过呈现真实案例，生动展示学生的学习实践过程，在"思考"和"行动"层面支持体验设计方法的学习。针对以上特色，本书主要包括以下内容。

①以健康生活方式为对象的体验设计内涵。探讨体验设计与用户体验设计的区别与联系，阐明生活方式作为体验设计的对象，明确以社会责任感为目标的教育方向。

②倡导健康生活方式的体验设计流程与方法。从设计研究、概念设计、

原型开发与测试三个阶段，详细介绍设计愿景的设立、需求与契机的桥接、行为设计模型、竞品分析与借鉴等切实有效的方法。

③体验设计方法未来图景。提出"以人民健康为中心"的体验设计方法模型，描绘其在健康生活领域的更多可能性。

④广东工业大学《体验设计方法》教学实践与案例。详细描述课程教学过程及方法实践的安排，展示优秀学生作品案例，通过学生第一视角的过程记录与经验反思，进一步介绍体验设计方法的学习。

笔者现任教于广东工业大学艺术与设计学院工业设计系。从 2018 年入职，至本书写毕之际，已有近六年时光。在这期间经历了不少教学挑战，也经历了从海归博士到高校青年教师转变的人生重要阶段。作为众多在一线教学的教师中普普通通的一个，笔者是幸运的。感谢本书的副主编潘莉老师，在教材内容规划和统稿过程中付出的努力，感谢体验设计方向一起协作共进的同事们，能够与各位同行，无比荣幸。还要致以感谢的是 2019 级体验设计方向的优秀学生们，是你们的全情投入和青春奋进，让此书有了更多精彩的呈现。更想要致以感谢的是在笔者博士学习期间和回国以后，给予无私引领、如同灯塔一样的前辈们，承蒙厚爱，谆谆教诲感恩在怀。

本书内容是笔者基于这些年的教学经验，围绕健康中国战略，并根据与广州社会组织 PDT 食物小站共同合作的课程过程所写就。鉴于个人经验尚浅，能力有限，本书中出现的稚嫩和偏颇之处，还请各位老师、同学以及广大读者朋友们多指正。

王晓岚

2024 年 3 月于广州

目录

第 3 章
倡导健康生活方式的体验设计方法——概念设计阶段

第 4 章
倡导健康生活方式的体验设计方法——原型开发与测试阶段

第5章
构建中国健康文化的体验设计方法未来图景

第6章
健康中国战略下体验设计方法的教学实践与经验——以广东工业大学为例

参考文献

第 1 章

健康中国战略与体验设计

1.1　体验设计

体验设计是一门快速发展的设计学科，专注于创造有意义的体验。体验设计师采用跨学科方法，将设计、心理学和技术相结合，开发以用户为中心的数字产品。体验设计的核心含义可以从名称本身上找到：它是一种以人的体验为中心的方法，用以驱动产品、流程和环境的设计。体验设计从用户的需求、感受、情境和心态出发，以用户为中心设计体验。它是一种创造产品或服务的实体或数字体验的过程，它能吸引人们的注意力并使他们融入其中。它涉及在多个接触点上策划每一个细节，可能包括人们看到的、听到的、闻到的、尝到的，以及最重要的——感觉到的。但体验设计的意义远不止于此，体验设计也可以是一种商业战略。

许多颠覆者，例如爱彼迎（Airbnb），都是因为在发展业务时注重用户体验，才在市场上崭露头角并站稳了脚跟。迪士尼乐园是实体体验设计的典范，迪士尼团队精心设计了从游客进门到离开的整个体验过程。乐园的体验设计团队很可能包括数百名利益相关者和合作者，每个人都承担着不同的职责，其中包括建筑师、建造师、室内设计师、园艺师、平面设计师、艺术家、舞蹈编导和演员等。

在数字产品设计中，体验包括实体体验和数字体验，并经常考虑这些体验如何相互交叉。例如，一款送餐应用软件会分析"上班族"如何订购午餐：他们拿起手机之前在做什么？是什么触发了他们下订单？从拿起手机到完成订单，他们采取了哪些步骤？他们在使用应用程序时有哪些体验？组织如何为用户设计这种体验？又例如，他们是否希望用户感到快乐或兴奋，设计又该如何影响这种体验？食物送达时会发生什么？他们如何打开和端上食物？他们是把食物放到盘子里，还是从盒子里拿出来吃？他们是在办公桌上吃还是在自助餐厅吃？他们如何处理包装？是回收还是扔进垃圾桶？全面考虑体验对于数字产品设计至关重要，因为这有助于设计团队了解用户行为、触发因素、动机以及数字领域以外的其他因素，而这些因素最终会影响用户使用产品的方式和原因。

在互联网日益成熟发展的今天，体验设计对任何行业都至关重要，因为它会影响人们使用产品或服务时的感受，它还会影响品牌认知和整体的客户体验。设计体验不仅仅是让客户的生活变得简单高效或令人愉悦（这些都是传统的、常见的"以用户为中心"的设计目标），它还意味着塑造用户作为"人"的独特感觉。优质的体验设计意味着每一次互动的设计都经过深思熟虑，而且所有互动都必须协调一致、策略性地存在和发展。从物理包装到移动应用程序 App，每一个接触点都是传达体验设计愿景的机会。给人们带来良好的体验可以提高满意度和忠诚度，同时使产品与竞争对手区别开来，差异化发展，从而共建良好的产品和品牌生态圈。要成功地设计出这种体验，设计团队必须了解人们的需求、偏好、期望、动机和其他关键因素。如果体验设计出现了偏差，甚至失误，就会流失大量用户，导致一个产品，甚至是整个企业的失利和落败。

根据斯坦福大学设计学院提出的模型，体验设计包含五个关键阶段。

①共感——了解用户和他们的世界观以及驱动他们作出决定的信念、情感和情绪。

②定义——了解目标受众的需求，以及打算如何解决他们遇到的问题。

③构思——挑战已有的解决问题的方案，运用创造性思维提出创新的解决方式。在这一阶段，这些方案可以天马行空，多构思，多发散。

④原型——通过一系列设计概念，开始实施在前一阶段构思的解决方案（与最终具有功能的产品样貌相比，这些原型通常造价低廉，或者说是制作比较粗糙的版本）。

⑤测试——看看它们在现实生活中是如何运行的。从原型的测试中收集反馈意见，找出哪些有效，哪些无效，哪些需要继续改进。

当人们谈论体验设计时，经常会谈及它与用户体验设计的关系。体验设计和用户体验设计是密切相关的学科，两者有很多重叠之处，但也有细微的差别。用户体验设计指的是最终用户对数字产品的体验，而体验设计则超越了产品的范畴，它触及所有感官，涉及整个用户旅程。用户体验设计特指数字产品的交互性和可用性。用户体验设计师的目标是创造直观、愉悦的用户体验，让用户毫不费力地完成任务和操作。而体验设计可以是任何体验（实体体验或数字体验），考虑的是整体的体验，包括感官和情感元素。用户体验设计师通常负责用户体验设计岗位的具体设计和研究工作，而体验设计的责任则取决于产品、服务或行业。就数字产品而言，典型的体验设计团队是跨专业的组合，其成员可能来自用户体验设计、产品设计、平面设计、品牌设计、市场营销、工程设计、客户服务等。因此，体验设计涉及的范围更加广泛，超越了使用层面效率和愉悦感的追求，不只是把使用者当作有需求、有问题待解决的"用户"，而是关注更全面的情感层面、整体维度、长期影响等方面的设计追求。

1.2 用户体验设计研究的基础方法

体验设计虽与用户体验设计有所区别，但在本书中，仍然会介绍一些实用且有效的用户体验设计方法，因为很多关于用户体验设计的方法，在进行体验设计项目的探索过程中仍然可以拿来使用。也就是说，两者虽不同，但并不互斥。如果脱离开用户，单单只论体验设计，是不全面也不客观的。

在这一节中，将介绍一些非常常见的用户体验设计研究方法，对于这些方法很熟悉的读者，可以略过，但是对于用户体验设计比较生疏的读者，建议继续读下去，这些知识和技法都是学习体验设计最为基础的构成。

什么是用户体验设计的研究方法？它是一种对用户、用户行为、动机和需求产生洞察力的方法。具体可包括使用用户访谈、焦点小组、卡片分类、可用性测试等方法来找出设计目标和挑战，并将它们转化为改善用户体验的设计机会。就类型来说，用户体验设计研究的诸多方法可以被大致分类为如下图所示的几种类型，每一种类型的方法都意味着不同的研究目标和目的。

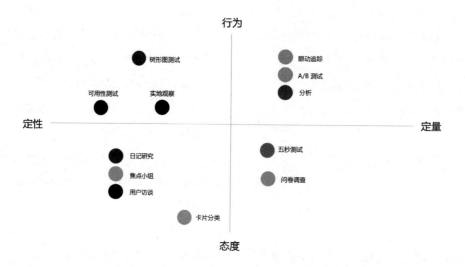

如图所示，第一种分类的维度是"定性与定量"。如果读者有一定的研究经验，对定性和定量两词一定不陌生。可以说，我们能使用的研究方法都是定量或定性的方法之一。其中，定性研究侧重于捕捉对用户体验的主观洞察，旨在理解用户个人的潜在原因、动机和行为。定量研究主要包括收集和分析数据，以确定模式、趋势和意义，旨在量化用户的行为、偏好和态度，以支持归纳和统计见解。与定量研究相比，定性研究通常涉及较小的样本量，但是过小的研究样本量会引起对研究结果的质疑，不具备普遍性。在学生学习的阶段，因为自身能力和研究条件限制，往往可能接触不到合适且足量的参与者，但是依然建议学生读者，无论是本科生还是研究生，无论是在社交平台还是在身边已有的活动群体当中，都尽可能地扩大调研参与者的人数，一是能够产生更多的设计洞察点，二是能够获得有说服力的研究结论。

第二种分类的维度是"态度与行为"。态度研究的是用户的态度、看法和信念。它深入探究用户决策和行为背后的原因，即"为什么"会这样做、这样想。此类探究通常包括调查或采访，详细询问用户对产品或服务的感受、偏好以及看法。它本质上是主观的，旨在捕捉人们的情绪和观点。对于行为的研究是调查用户做什么，而不是用户说他们做什么或会做什么。这种研究通常基于观察方法，例如通过可用性测试、眼动追踪来了解用户行为。

关于研究方法的另外一个维度是"生成性与评估性"。生成性研究的是产生新的想法、概念和见解来推动设计过程。可以与用户小组、卡片分类和协同设计、工作坊等方法一起进行头脑风暴，以激发创造力并指导以用户为中心的解决方案的开发。评估性研究则侧重于评估现有设计或原型的可用性、有效性和整体质量。一旦有了产品的原型，就应考虑评估原型的优缺点。可以通过 A/B 测试比较不同版本的产品设计或功能，确保用户体验设计满足用户需求和期望。

以上介绍的不同种类的用户体验设计研究方法，同样适用于体验设计。而各种各样的研究技术，其实都有特定的用途和适用场景，从而为设计师提供对用户行为、态度、偏好等方面的深入又独到的见解。接下来，从类别层面深入到每一种方法中进行细致的介绍和讨论。

研究方法	描述	使用情况	最佳用于
用户访谈	一对一 开放式和引导式讨论	项目开始和结束	定性 生成性
实地观察	观察现实环境中的人们	所有阶段	定性 行为
焦点小组	由主持人主持小组讨论	项目开始和结束	定性 生成性
日记研究	用户通过写日记来跟踪与产品的互动情况和使用体验	项目开始	定性 态度
问卷调查	向人们提出开放式或封闭式问题	所有阶段	定量 态度 生成性 评估性
卡片分类	用户将信息和想法分类，使其具有意义	所有阶段	定性 生成性 态度
树形图测试	在用户浏览剥离的信息架构时，评估信息的可查找性和组织性	开始设计或重新设计的早期	定量 行为 评估性
可用性测试	用户在受控环境中执行一系列任务	所有阶段	定性 行为 评估性
五秒测试	在短时间内收集直接印象	设计过程的早期	态度 评估性
A/B 测试	比较解决方案的两个版本	所有阶段	定量 评估性

1.2.1　用户访谈

用户访谈是一种定性研究方法，包括与用户进行开放式的引导式讨论，以收集关于他们的体验、需求、动机和行为的深入见解。通常，研究人员会就某个特定的话题问一系列问题，然后收集并分析参与者的回答。研究者得到的结果将取决于如何组织和提问，以及如何就参与者的回答进行跟进。作为一名设计人员，如何引导用户进行深入思考和回答，是需要经验和准备的。不同的研究人员对同一个用户进行访谈，往往会收到不同质量的数据，这就是访谈能力和经验不同导致的。通过深入的访谈，可以让研究者对于用户故事有丰富的了解，从而去分析用户行为中隐藏的细节。也因此，在访谈时，建议从大背景开始提问，循循善诱，而不是直接开始询问有关产品细节的设计问题。从最为普通的问题开始访谈，之后慢慢进入到具体的问题，逐渐提供和补充背景，激发访谈对象的记忆，而且问题要针对用户角度的任务方面进行设置，提问时要一个一个问题地问，避免一次性问特别长串、复杂的问题，使受访者感到困惑。

在问题准备阶段就要尽量打磨，保证问题的清晰、准确和易于理解，且前后逻辑和顺序恰当而流畅。具体而言，在设置问题时，就要设置能够被回答的问题，要从受访者的角度来提问，而非提问者的角度。这样的提问方式有助于受访者产生共鸣，给出生动翔实的回答。另外，在提问时，应避免引导性的问题，保持问题的中立性非常重要。更需要注意的是，在提问后也要及时转录为文字，共享到设计团队中进行进一步分析。

对于访谈的时间，在一个设计研究项目中，通常会在项目开始和结束时进行。在项目开始时的访谈，有助于对目标用户、他们的观点以及他们与产品互动的环境有一个深刻的理解。在项目结束时，对新用户进行访谈——通常是与不同的人进行的——不仅可以为产品的可用性和吸引力提供"试金石"，而且提供了体验、感知优势和潜在改进领域的第一手资料。

1.2.2　实地观察

实地观察是在现实环境中进行的研究活动，而不是在实验室或办公室。实地观察是发现影响用户体验的背景、未知动机或约束

的好方法。它的一个优势是在人们所处的现实环境中观察他们，让设计师真实地理解产品会被使用的环境。了解用户完成任务的环境，了解他们的需求，收集深入的用户故事。这种方法可用于项目的所有阶段。研究者可能希望进行观察的两个关键时间，一是作为发现和探索阶段的一部分，定义方向并理解用户何时以及如何与产品交互的背景，二是在可用性测试过程中，一旦产出了设计原型，就可以评估解决方案的有效性，在现实环境中通过观察，来验证设计假设。

1.2.3　焦点小组

焦点小组是一种定性研究方法，是对一群人的信仰和观点的研究。它通常用于市场研究或收集关于产品和信息的反馈。焦点小组可以帮助设计研究者更好地掌握用户如何看待产品，用户认为什么是产品最重要的特征，以及用户在使用产品时会遇到什么问题。与任何定性研究方法一样，通过焦点小组收集的数据质量取决于准备工作。所以，准备一份研究计划是非常重要的。建议在进行焦点小组之前，写好引导对话的脚本，列出想要了解的主题，并提出清晰、开放式的问题，招募到5~10名参与者，以保持会议有重点性和组织性，以及具体的时间。在概念、产品或服务的构思阶段，使用这种研究方法探索用户偏好，收集初步反应，有助于产生设计想法。这是因为在设计的早期阶段，具有较大灵活性，可以在不产生高成本的情况下作出重大调整。

研究人员利用焦点小组的另一种方式是发布问题后收集反馈并确定潜在的改进，这

种方法对于识别可用性问题可能更有效。

1.2.4 日记研究

日记研究包括要求用户通过记录日志或日记，拍照并解释他们的活动，突出用户对产品的关注来跟踪他们的使用和想法。日记研究是设计师可以窥见用户在现实世界中如何与产品互动的少数方法之一。日记研究有助于讲述产品和服务如何融入人们日常生活的故事，以及用户选择完成任务的接触点和渠道。

在进行日记研究之前，有几个关键问题需要考虑，从想要哪种类型的日记——自由形式还是结构化，数字还是纸质——到希望参与者多久记录一次他们的想法。对于开放式的"自由形式"日记，用户有更多的自由来记录他们喜欢的内容和时间，但也会导致错过捕捉用户可能忽略的数据的机会。而对于封闭的、结构化的日记，用户需要遵循更严格的流程，回答预先设置的问题。在使用日记研究的时候，需要提前确定一个"记录触发"，也就是一个需要记录的信号，可以让参与者知道他们什么时候应该记录他们的反馈。具体策略包括间隔触发、信号条件触发、事件相关触发。其中，间隔触发是指参与者以特定的间隔填写日记，比如每天一条，或者每周一条；信号条件触发是指告诉参与者什么时候进入，希望他们如何与设计师交流，以及设计师推荐什么样的交流方式；事件相关触发是指每当提前确定好的某一事件发生时，参与者就创建一个日记条目。

当设计师需要深入了解用户在现实生活中的行为、习惯和痛点时，日记研究通常很

有价值。日记研究方法比较适合使用的时间阶段，例如当设计师构思新产品或新功能时，可以通过该方法深入了解用户习惯、需求和痛点，从而激发设计灵感。另外一个很适合的时间是希望增强现有产品，通过使用该方法确定用户有困难的领域或有机会提高用户参与度的领域。

1.2.5 问卷调查

虽然问卷调查主要被用于定量研究，但也可以提供定性数据，这取决于设计研究人员使用封闭式问题还是开放式问题。封闭式问题通常带有一组预定义的答案，可以使用评级、排序或多项选择等格式进行选择，即产生了定量数据。开放式问题指的是典型的开放文本问题，其中参与者以自由形式给出他们的回答，即产生了定性数据。通过开放式问题，研究人员可以深入了解受访者的观点、经历以及他们自己的解释，有助于探索定量数据可能无法捕捉到的细微差别。

在设计问题时，最好避免以"你有多大可能……"开头的问题，相反，问问题时要以"你曾经……过吗？"会促使用户给出更具体的答案。与用户访谈法的使用相似，在通过问卷调查进行提问时，问题要容易理解，避免具有引导性的提问方式，尊重参与者以及他们的隐私信息，而且在问卷的格式上要注意一致且无错误。

在设计调研中，问卷可以在项目开发的所有阶段使用，并且对于持续的产品改进和迭代都是比较理想的方法，不过，具体的时间和目的可以根据研究目标而变化。尤其建议在概念化阶段和迭代期使用。在项目的概

念化或初期阶段，可通过问卷收集初步数据，确定趋势或潜在用户群，而在产品发布后或在迭代设计周期中使用该方法，有助于收集关于用户满意度、功能使用或改进建议的反馈。

1.2.6　卡片分类

卡片分类是创建直观的信息架构和用户体验的一种方法，也是一种促使设计想法产生、约定命名或者简单观察用户如何理解设计主题的方法。在这种研究方法中，参与者面前会呈现出以不同主题或信息为特色的卡片，任务是将卡片划分为对他们有意义的类别。

常见的有三种形式的卡片分类方法：开放式卡片分类、混合式卡片分类、封闭式卡片分类。其中，开放式卡片分类指的是参与者将主题组织成对他们有意义的类别，并命名这些类别，从而产生设计想法和名称；混合式卡片分类是指参与者可以将卡片分类到预定义的类别中，也可以选择创建新的类别；而在封闭式卡片分类中，参与者被给予预定义的类别，并被要求将物品分类到可用的卡片类组中。就卡片而言，设计研究者可以使用物理形式的卡片或者模拟的数字技术卡片，只要参与者可以模拟对卡片分组的拖放即可。相较于物理卡片，使用数字技术卡片分类对于随时加减、移动卡片都更加理想。

卡片分类方法并不局限于设计或开发的单一阶段——它可以在设计研究者需要探索用户如何分类或感知信息的任何时期使用。例如，设计研究者可以考虑使用该方法，来了解用户如何理解设计想法，评估并优先考虑潜在的解决方案，产生命名想法并了解命

名习惯，了解用户期望怎样的导航，以及决定如何在新网站或现有网站上对内容进行分组，或者重建信息架构。

1.2.7　树形图测试

在树形图测试时，要求研究者和参与者完成一系列任务，以找到应用程序或网站上的具体项目。从树形图测试中收集的数据有助于研究者理解用户首先直观地导航到哪里，是评估产品的可发现性、标签适用度和信息架构有效性的方法。

建议树形图测试时长应保持简短，从15~20分钟不等，并且需要参与者完成的任务不超过10项。这有助于确保参与者保持专注，从而获得更可靠和准确的数据，避免参与者产生疲劳。

树形图测试通常在设计或重新设计过程的早期阶段完成。这是因为在项目开始时解决错误比在开发过程的后期或发布后进行更改更节省成本。在添加新功能时，使用树形图测试作为一种方法也是非常有帮助的，尤其可以结合卡片分类法。

虽然树形图测试和卡片分类都可以帮助设计研究者对产品的内容进行分类，但需要注意的是，它们是从不同的角度进行分类的，并且在研究过程的不同阶段使用。理想情况下，设计研究者可以把两者结合起来使用，例如在定义和测试一个新的网站架构时，可以使用卡片分类，而树形图测试则是为了帮助测试导航在用户使用时的表现。

1.2.8　可用性测试

可用性测试通过让人们完成任务的方式

来评估产品，同时设计研究人员观察并记录他们的互动（测试期间或之后）。进行可用性测试的目的是了解现有设计是否直观、是否易用。测试成功的一个标志是用户可以用产品轻松完成他们的目标和任务。事实上，研究人员可以选用各种各样的可用性测试方法，比如适度与非适度或者定性与定量——选择的方法取决于研究目标、可用资源和项目时间安排等因素。

可用性测试通常是用功能性的高保真原型进行的。在进行测试之前，需要提前计划好测试任务，通常的任务如产品的可操作的动作（创建、注册、购买等），需要注意在任务准备时设置引导词语，例如"点击这里"或者"去到那个页面"，这些指令帮助用户完成他们的任务——在现实生活中是不会给出这样的指令的。

为了给团队设计决策提供信息，研究人员应该在过程中尽早地且可经常地进行可用性测试。在开始设计之前，或者已经有了一个线框图或原型后，产品上市之前，或发布后每隔一段时间，这些时候都可以进行可用性测试。

1.2.9　五秒测试

在五秒测试中，参与者有五秒时间来观看设计或网页等图像，然后被问及有关设计的问题，通过参与者的回忆，研究人员评估他们的第一印象。之所以是五秒，是因为有数据显示，55% 的访问者在一个网站上停留的时间不到 15 秒，所以在访客接触产品的最初几秒抓住其注意力是很重要的。通过五秒测试，研究人员可以快速确定用户在查看

设计的最初五秒里感知到了什么信息以及他们的印象如何。

五秒测试通常在设计过程的早期进行，特别是在最初的概念测试或原型开发期间。在将设计投入开发之前，设计团队可以评估设计方案的初始效果，并进行早期的改进或调整，以确保其有效性。

1.2.10　A/B 测试

A/B 测试通常用于比较网页、界面或功能的两个或多个版本，以确定哪个版本在参与度、转化率或其他预定义指标方面表现更好。在执行 A/B 测试时，研究者将用户随机分成不同的组别，并给每个组不同版本的设计元素进行测试。例如，假设页面上主要是"立即购买"的一个按钮。团队正在考虑对其设计进行更改，看看是否可以提高转化率，因此创建了两个版本来测试。其中一个版本是原始设计，产品描述下方有"立即购买"按钮，并把这个方案展示给 A 组。另一个版本将"立即购买"按钮显著地显示在产品描述的上方，并展示给 B 组。在一个计划的时间段之内，研究人员通过测量点击率、购物车添加率和实际购买量等指标，以评估每个版本的表现。如果发现 B 组的点击率和转化率明显高于 A 组，则表明在产品描述的上方显示购买按钮可以提高用户参与度和转化率。

A/B 测试是简单且易用的一种测试方法，可以在设计和开发过程的所有阶段使用——当想收集直接的、定量的数据或验证一个疑虑，或者解决一个设计争论时，都可以考虑使用该方法。这种迭代测试方法允许设计团

队基于数据驱动的洞察，不断改进网站的性能和用户体验。

以上简要介绍了用户体验设计当中常用的 10 种研究方法。在设计研究过程中使用什么方法取决于具体的项目以及目标为何，还要考虑项目处在哪个阶段。综合这些因素，选择合适的方法。例如，处于早期构思或产品初期的设计阶段，生成性研究方法可以帮助设计团队产生新的想法，了解用户需求，探索尽量多的可能性。当进入设计和开发阶段时，评估性的研究方法和定量数据变得至关重要。又如，当前设计团队正在寻找丰富的、定性的数据来探究用户的行为、动机和情绪，那么像用户访谈或实地观察这样的方法就比较理想。它们可以帮助团队发现用户行为背后的"为什么"。如果需要收集定量数据来衡量用户满意度或者比较不同的设计选择，问卷调查或者 A/B 测试这样的方法就更合适。这些方法可帮助团队获得关于偏好和行为的具体数据。用户体验设计研究方法还可以通过组合进行使用。理想情况是通过多种方法的使用，来获得多个角度的洞察，共同指导每一个设计决策，但是由于资源和时间的客观条件限制，很难彻底执行。有效地、适时地选择合适的方法，最大化其使用效果，是值得不断训练和提升的能力。

1.3　健康中国战略下的体验设计

中华人民共和国成立以来，特别是在波澜壮阔的改革开放历程中，卫生健康事业实现了长足进步，居民的整体健康状况显著提升，各项主要健康指标均普遍优于中高收入国家的平均水平。然而，随着工业化进程的加速推进、城镇化步伐的不断加快以及人口老龄化趋势的日益加剧，我国居民的生活方式、生产模式以及疾病谱正在经历着前所未有的深刻变革。当前，以心脑血管疾病、癌症、慢性呼吸系统疾病和糖尿病等为代表的慢性非传染性疾病，已经成为威胁我国居民健康的主要元凶。这些疾病不仅导致了大量的死亡病例，其死亡人数占据总死亡人数的近九成，而且给患者和家庭带来了沉重的经济和精神负担，其疾病负担占据疾病总负担的七成以上。更为令人担忧的是，尽管我国居民的生活水平不断提高，但健康知识的普及程度仍然偏低。许多人对健康的生活方式缺乏足够的了解和认识，吸烟、过量饮酒、缺乏锻炼以及不合理的膳食习惯等不健康生活方式仍然普遍存在。这些不良习惯不仅直接导致了各种健康问题的出现，而且加剧了慢性非传染性疾病的流行，给我国居民的健康带来了极大的威胁。因此，必须高度重视居民健康知识的普及和健康生活方式的推广，加强健康教育，提高居民的健康素养和自我保健能力。同时，还需要加强疾病预防和控制工作，完善医疗卫生服务体系，提高医疗服务质量和效率，为居民提供更加优质、高效的医疗卫生服务。只有这样，才能够有效应对慢性非传染性疾病的挑战，保障人民的健康和福祉。

1.3.1 健康中国战略

2017 年 10 月 18 日，在十九大报告中，习近平总书记郑重提出实施健康中国战略。要完善国民健康政策，为人民群众提供全方位全周期健康服务。坚持预防为主，深入开展爱国卫生运动，倡导健康文明生活方式，预防控制重大疾病。实施食品安全战略，让人民吃得放心。实际上，2016 年 10 月，中共中央、国务院就印发了《"健康中国 2030"规划纲要》，并发出通知，要求各地区各部门结合实际认真贯彻落实。纲要指出，到 2030 年，促进全民健康的制度体系更加完善，健康领域发展更加协调，健康生活方式得到普及，健康服务质量和保障水平不断提高，健康产业繁荣发展，基本实现健康公平，主要健康指标水平进入高收入国家的行列。而展望 2050 年，建成与社会主义现代化国家相适应的健康国家。

1.3.2 健康中国战略下的体验设计

如何构建健康生活方式？通过体验设计，如何提供能够促进人民健康生产和生活的产品及服务？这是新一代设计师的社会责任，也是设计价值的重要考量。

健康中国战略包含的内容丰富，本书聚焦通过设计促使健康生活方式的养成，并穿插了多个设计案例。这些鲜活的案例多是教学过程中的学生设计产出，目的是更加生动地为读者展示整个设计流程。案例取自和非营利组织合作教学的饮食主题的教学内容，针对健康饮食这一健康中国战略的重要内容做出示例。

本书中所聚焦的健康主题，并非是医疗或者养老等在设计领域已有学者重点关注和研究的课题，而是聚焦日常生活方式和行为习惯，以饮食为入口，探索体验设计如何在倡导健康生活方式的主题下使得人民群众在日常的生活和工作中，获得合理的膳食结构和良好的饮食体验；并非是将对于健康的追求置于某种负面需求或问题之上，与传统以痛点为主要解决目标的用户体验设计不同。具体的区别，读者可以在后文的阅读和学习过程中慢慢发现和理解。对于学生读者，强烈建议各位先阅读第 6 章中的学生访谈内容，相信可以迅速对本书的内容和主旨获得整体的理解。

笔者希望通过健康中国战略下的体验设计方法的探讨，让高校设计专业的教师和学生，从以往的解决已有问题继而提出"打补丁"式的解决方案这一被动流程和逻辑中跳出来。尝试激活体验设计独有的主动性和积极性，释放学生的设计想象力，为一种可能的、未来的、令人喜悦的生活方式进行设计和构想。

📖 复习与思考

体验设计与用户体验设计的主要区别在哪里？

第 2 章

倡导健康生活方式的
体验设计方法

设计研究阶段

2.1   设立设计的愿景与价值观

当设计的目标是引领一种未来更美好的生活方式时，设计的出发点就不再是对已有的问题进行研究，而是通过想象构建未来。这里的想象不是科幻式的天马行空，而是以一种可推理的方式，想象从当下可以通往的未来。这里也可以参考思辨设计著名学者安东尼·邓恩提出的更合意（preferable）的未来。

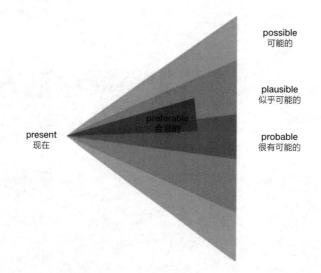

在讨论愿景的时候，本质上是设计师的价值观的体现。这里也是对本科同学最具有挑战的一环。在小组合作和实践中，建议可以通过头脑风暴方法做一轮到多轮的"愿景发散"或者"价值观对对碰"，通过各抒己见，在项目初期打开更多方向。

以下是同学进行愿景设立的过程示例。

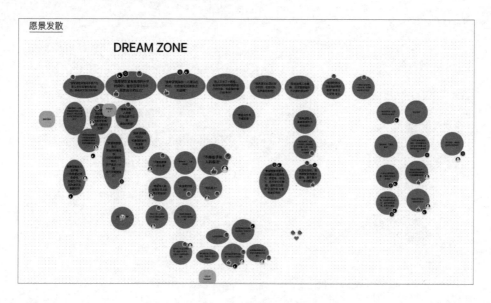

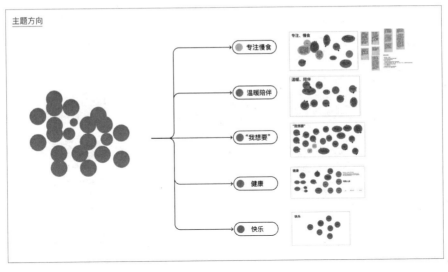

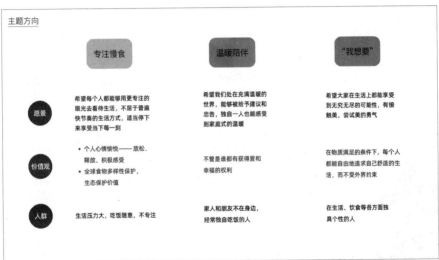

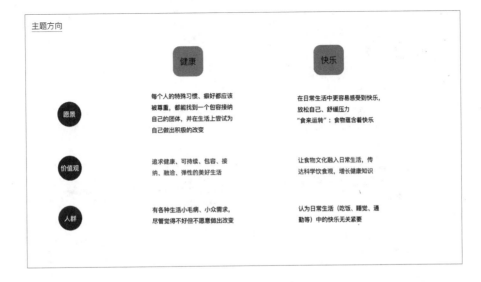

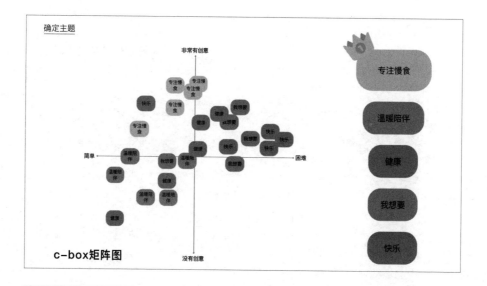

c-box矩阵图

愿景

希望每个人都能够用更专注的眼光去看待生活，不屈于
普遍快节奏的生活方式，适当停下来享受当下每一刻

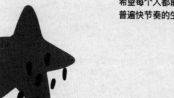

价值观

- 原生态感受带来的愉悦感，对生态环境的责任感，对抗即时满足和强烈的感官刺激
- 懂得珍惜和欣赏的生活态度，珍惜自然、细尝食材的心情
- 以对地球的贡献、长久的利益、包含故事与爱的别样的美味来释放情绪，感受生活的美好
- 注重过程、关注当下

- **Good（优质）**：优质是指兼具滋味与价值的食物。不经过任何改造的天然风味，能带给个人感官满足，并和环境、个人记忆、历史文化有所联结
- **Clean（干净）**：以对土地影响最低的方式生产，尊重原有的生态系统及生物多样性，尽可能安全，不危害健康
- **Enjoy（享受）**：基于对食物背景的了解，全身心地投入到进食这个行为，感受食物的原汁原味

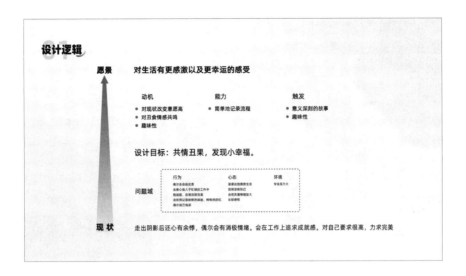

除了小组头脑风暴外，还可以通过采访相关人群，获得更多的想法。

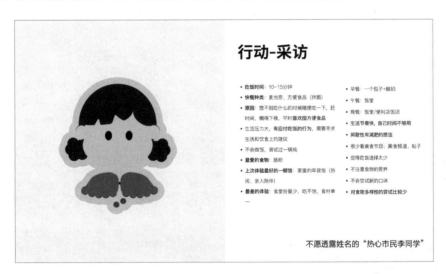

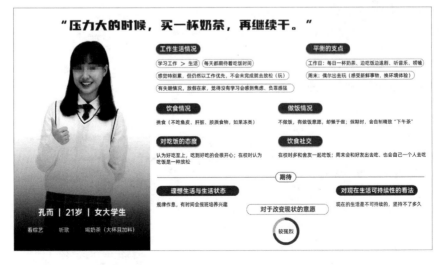

在想象和构建更合意的未来时，还可以使用场景设计法。场景设计中必须包含人物角色和故事构建。通过讲故事，使得用户体验真实的使用效果，让人有切身的体会，从而获得亲近又贴切的真实感。

2.1.1　人物角色

在场景设计的前期准备阶段，首先要搭建用户画像，在这里为了与传统常用的用户画像作出区分，我们称其为人物角色。通过人物角色的搭建和描绘，创造一个理想化却不失真实的活生生的人。

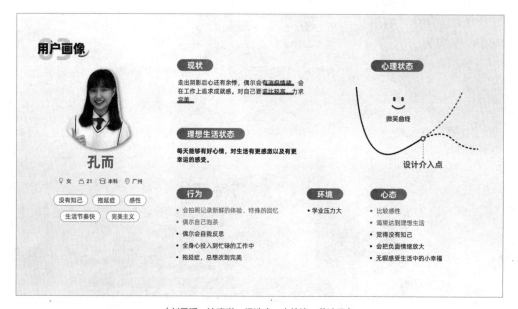

（刘子滔、沈晓琪、杨浩奇、文锦涛、黄诗田）

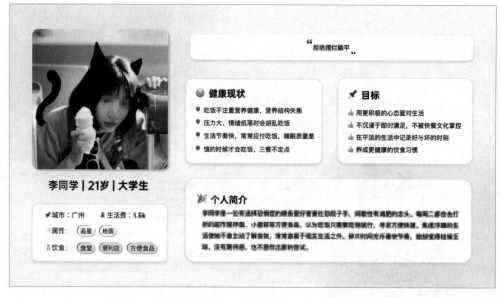

（周绮彤、李俊清、杨奇奇、潘欣怡、蔡李云）

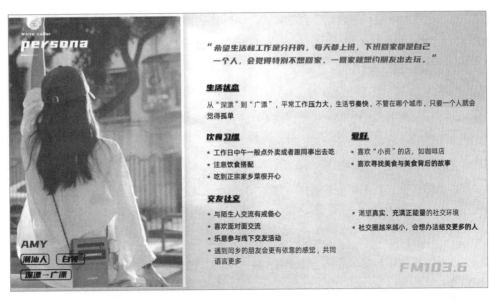

（李天豪、杨伊婷、郑梦玲、陈慧妍、毛翠莹）

人物角色的英文对应词为"persona"，在这里的场景设计中，之所以称其为人物角色，而不是用户画像，是因为在设计愿景时，更多是在构建一种未完全发生的、近于"虚构"的一种可能的未来生活。当然，再次强调此处的虚构并非科幻故事，而是一种对可能未来的设想。在这样一种对于可能性的设想之中，其中的人物，是我们构建和提炼的角色，以他的视角带我们体验另一种生活，而不是将其看作一个需要我们理解问题和需求的用户。简单来说，这里的人物角色是介于用户画像和小说虚构人物之间的人物，存在于不久的一种可能的未来当中。这也是本书使用"体验设计"而非"用户体验"的重要原因之一。场景设计也是体验设计方法中非常重要的一环，细心的读者也可以感受到场景设计与第 1 章中介绍的传统的用户体验设计方法的不同。

在体验设计中，设计师可以使用人物角色来构建后续的故事，创造他们的未来生活世界。但并不是说这个人物是没有现实原型的。在进行设计时，设计师可以根据对真实用户的观察来创建人物角色，像写小说一样，基于真实用户但是又有相应的调整和重塑。相比于在传统用户体验设计中的用户画像，人物角色略有不同。用户画像需要很客观，不能根据设计师对于用户的假设来创造，用户的需求也需要凸显，并最终映射到设计的功能上。而这里的人物角色既有现实人物中的需求和痛点，又为后续的故事塑造带来了空间和可能，而且后者是设计师更需要关注的。

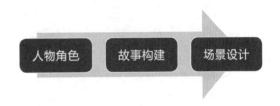

人物角色是在本书的体验设计中使用的"最强大"的设计方法。它是所有后续设计的基础。人物角色可以让我们看到后续设计

的范围和众多可能，是照亮设计方案的第一盏灯。

人物角色需要体验设计师反复塑造，而且不能过于独特，需要合情合理。主要目标是为了后续的故事构建和场景设计。因此，人物角色其实更多是为了我们要讲的故事而创建的。创建人物角色的过程，仍然可以借鉴很多用户体验设计过程中用户画像的方法，例如，确定一定数量的人物角色——每个项目不止一个，但要特别关注几个；用1~2页的篇幅命名并描述每个角色，包括一张照片、用户的价值观、兴趣、教育、生活方式、需求、态度、欲望、限制、目标和行为模式、人物角色的额外细节（如兴趣）——任何使他/她更真实、更相关并有助于建立同理心的事物。设计师应该具备把握一个人物角色的能力，而且可以让接收者快速读懂，思路清晰地进入下一步的故事构建与场景设计中。

人物角色准备好之后，设计师就可以进入故事构建环节了。可以设想一个虚拟的目标场景，用来替代客观场景；期待人物在这个场景下的生活方式是我们期望和设想的效果。这一部分是照亮我们后续方案的第二盏灯。故事构建需要团队的多次头脑风暴和讨论，它既要符合价值观，又要具备可行性和更合意的特点，而且不能过于虚构。因此设计师要在"自然本能"和"自我控制"之间输出恰当但令人振奋的故事。

带着未来目标场景，找寻设计契机，寻求启动抓手。通过将需求作为设计契机，转化为理想场景的桥梁和动力，就是设计师的设计方案（在本书后续章节当中会介绍这个过程）。通过构想一个理想的使用场景，可以帮助设计师加深对于应该设计什么样的方案的认识，越细节的描述越能够让自己的方案更合理，慢慢对设计方案进行调整。对于接收者来说，也可以通过场景，以第一视角体会方案能带给我什么，从而更好地明白为什么设计师会有这样的设计。

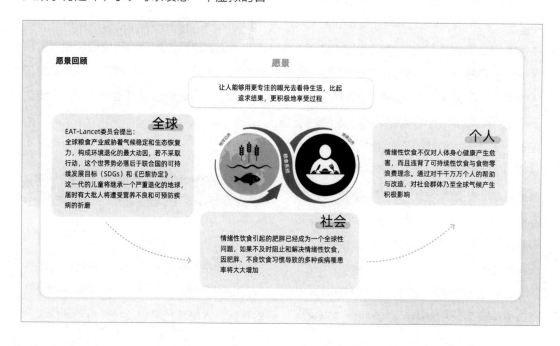

2.1.2 故事板

场景的设计从表达形式上可以分为行为场景和交互场景，不少学者对这个层面的理论探讨和实践已经非常详细且成熟，感兴趣的读者可以针对"行为场景"和"交互场景"做更多的阅读与探索，在此本书只做粗略介绍。在行为场景上，是对人物的行为流程进行分析和描述的场景，而交互场景则是指产品在被人物使用过程中的场景，两者的维度不同。行为场景是指在场景研究的基础之上，对人物的行为流程进行描述的场景。通常，可以想象人物角色第一次使用产品的时候发生了什么？人物角色是怎么知道要做什么，以及如何使用产品的？人物角色在使用产品时的感受是怎样的？

在场景设计时，另一个有力的工具就是故事板。故事板实际上是在影视行业中广泛使用的工具，继而被用于其他行业中。在影视行业中，故事板被用来表达分镜以及故事的发展，而这种方式便于设计师在设计过程中，传达出人物角色的使用情景，将脑中想象的情景通过故事板的形式在现实中描绘出来，从而变得可视、可讨论。

在设计过程中所使用的故事板，需要明确几个关键点：故事板需要描绘的使用情景；通过"5W1H"的思维方式来组织故事板的呈现；关键的交互动作需要凸显出来；故事板重在表达构想的场景，无须精致，因此不要在绘制故事板上耗费太多的时间。

在设计场景时使用故事板的好处颇多。

①人的本能对于故事的接受度是很高的，简单的故事情节就会让参与讨论的人具有一定的代入感。故事是最强大的信息传递工具，

它具有"可视化""记忆性""同理心"和"参与性"的特点。故事板的作用就是发挥故事的优势，将所有的思路以故事的形式进行呈现。

②通过故事板，可以把重要情景，通过一种具象的形式描述出来，这样可以保证产品经理、产品运营人员以及产品开发人员都能够感同身受地明白设计的内涵以及外在表现。

③故事板的作用远非是将人物角色定格在一张卡片上，配以固定的形象和几行文字。它能够让这些角色在故事的叙述中鲜活起来，以真实而生动的方式展现未来世界中的使用场景。这种生动真实的体验，将促使团队成员深入探究产品或功能的内核，思考其潜在的价值和意义。

在着手制作故事板之前，首先要明确，体验故事是从用户的角度出发，详细描述事件的演变，展现体验的起伏变化。在创作过程中，表达的形式可以灵活多样。如果拥有出色的手绘技巧，那么可以通过绘画来细致描绘故事板；如果手绘能力有限，也可以利用丰富的模板和素材，通过拼贴的方式呈现故事板。此外，还有许多数字工具能够帮助我们快速而有效地构建故事板。然而，无论选择何种工具，关键在于构建和描述场景的能力，同时聚焦于那些推动故事发展的关键部分。

在制作故事板时，必须明确四个核心要素：人物角色、目标和动机、环境 / 情景以及具体情节。只有当这些要素齐备时，才能称为优秀的故事板。这样的故事板能够清晰地展现人物角色的行为，生动地描绘使用情

景，从而为我们提供深入理解和优化产品或功能的宝贵视角。

在设计场景时，以下几点是需要特别留意的。

①要勇于跳出思维定式，避免受到固有观念的束缚。这意味着需要站在用户的视角，以同理心去理解他们的需求和期望。设计师需要保持客观，善于倾听用户的声音，并学会进行角色转换，思考："如果是我处于相同情境，我会如何应对？我期望得到什么样的结果？"这样的思考方式有助于我们更贴近用户，设计出更符合他们期望的场景。

②设计师应具备高度的敏感性，特别关注场景细节中的多触点和变化性。这样，才能创造出令人信赖、易于接受的场景设计。每一个细节都可能影响到用户的体验和感受，因此需要对每一个细节都进行精心打磨。

③虽然要追求理想化的设计，但绝不能脱离现实，天马行空地想象。设计需要具有真实性和合理性，以人为本，满足用户的需求。同时，方案的设计也要基于产品定位和技术可行性，确保设计能够在实际操作中得以实现。

综上所述，进行场景设计时需要综合考虑用户需求、细节敏感性和现实可行性，以创造出既理想又实用的设计方案。

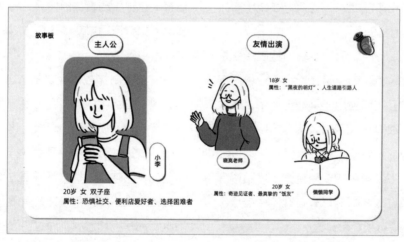

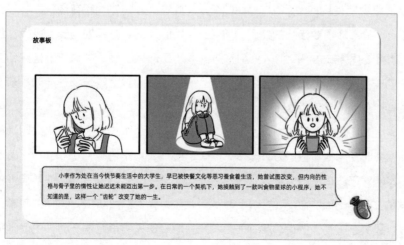

故事板

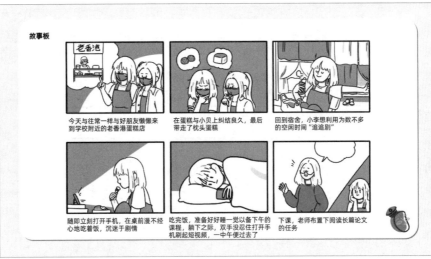

今天与往常一样与好朋友懒懒来到学校附近的老香港蛋糕店

在蛋糕与小贝上纠结良久，最后带走了枕头蛋糕

回到宿舍，小李想利用为数不多的空闲时间"追追剧"

随即立刻打开手机，在桌前漫不经心地吃着饭，沉迷于剧情

吃完饭，准备好好睡一觉以备下午的课程，躺下之际，双手没忍住打开手机刷起短视频，一中午便过去了

下课，老师布置下阅读长篇论文的任务

故事板

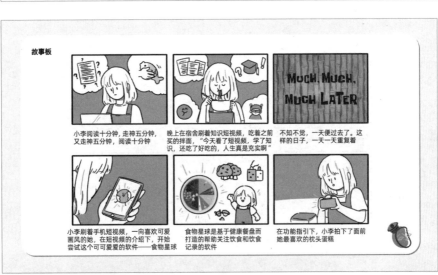

小李阅读十分钟，走神五分钟，又走神五分钟，阅读十分钟

晚上在宿舍刷着知识短视频，吃着之前买的拌面，"今天看了短视频，学了知识，还吃了好吃的，人生真是充实啊"

不知不觉，一天便过去了。这样的日子，一天一天重复着

小李刷着手机短视频，一向喜欢可爱画风的她，在短视频的介绍下，开始尝试这个可可爱爱的软件——食物星球

食物星球是基于健康餐盘而打造的帮助关注饮食和饮食记录的软件

在功能指引下，小李拍下了面前她最喜欢的枕头蛋糕

故事板

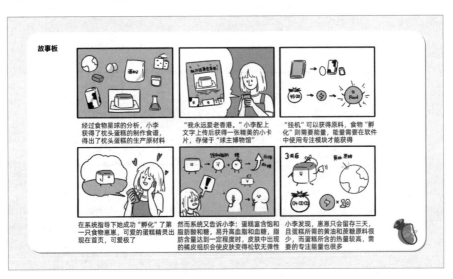

经过食物星球的分析，小李获得了枕头蛋糕的制作食谱，得到了枕头蛋糕的生产原材料

"我永远爱老香港。"小李配上文字上传后获得一张精美的小卡片，存储于"球主博物馆"

"挂机"可以获得原料，食物"孵化"则需要能量，能量需要在软件中使用专注模块才能获得

在系统指导下她成功"孵化"了第一只食物崽崽，可爱的蛋糕精灵出现在首页，可爱极了

然而系统又告诉小李：蛋糕富含饱和脂肪酸和糖，易升高血脂和血糖，脂肪含量达到一定程度时，皮肤中出现的橘皮组织会使皮肤变得松软无弹性

小李发现，崽崽只会保存三天，且蛋糕所需的黄油和蔗糖原料很少，而蛋糕所含的热量较高，需要的专注能量也很多

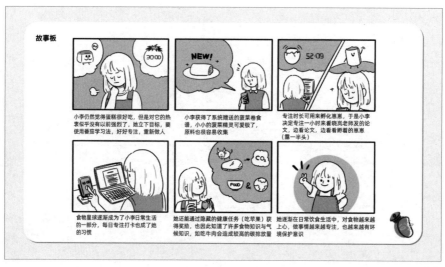

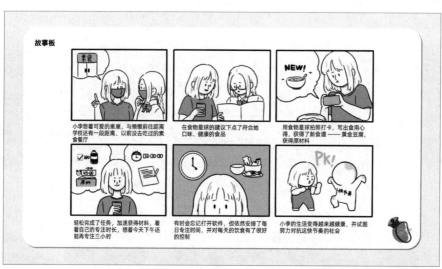

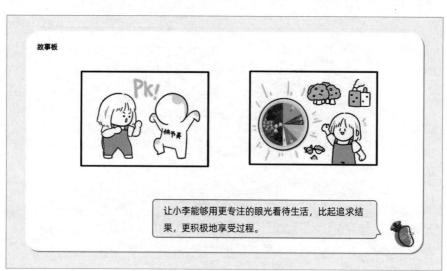

2.2 以健康生活方式作为设计对象

健康中国战略下的体验设计，提倡的是通过设计构想引导大众逐渐形成健康的生活方式，因此这里的体验是作为生活中以健康为中心的各个层面，例如在为了健康而进行的运动、饮食等起居行为中获得的感受。

以生活方式为对象的设计不同于将视觉、产品或服务作为研究对象的设计。交互设计学者辛向阳教授在探讨将生活方式作为设计对象的学术基础时，阐述了生活方式作为被改变的对象的难度："究其原因，首先，生活方式本身不是一个类似于自然界的客观对象，没有自身的稳定结构；其次，生活方式设计范围广泛，概念模糊；此外，从伦理角度，每个人都是独立的主权个体，设计师或企业都没有权力规划别人的人生。"

但紧接着，辛向阳教授提到，在设计开始之时，设计师就应该有意识地思考自己设计的产品可能在之后漫长的时间中对人们的生活产生的影响，尤其是产生影响的方式以及影响的过程。因此，设计师在设计产品时都应该有意识地将生活方式纳入考虑，并且正因为生活方式的多面性和复杂性，才使得设计师可以从多个角度探索不同的设计机会。

当我们将生活方式作为设计的核心对象时，我们会面临诸多挑战与机遇。设计师的关注点及设计介入点，往往聚焦于如何引导用户逐步改变他们的生活习惯。然而，我们必须清醒地认识到，生活方式的转变并非一蹴而就的简单过程，它涉及人们长久以来形成的思维模式、行为模式以及生活习惯，因此不可能通过一朝一夕的努力就突然达成。

同样地，也不能单纯地寄希望于某个产品能够迅速改变用户的生活方式。产品只是工具，它可以为我们提供便利，但它不能替代我们进行深层次的心理和行为调整。真正的改变，需要用户自身的参与和努力，需要他们愿意尝试新的生活模式，愿意逐步调整自己的行为习惯。辛向阳教授对此有着独到的见解，他指出，生活方式的改变往往需要从创造好的契机开始。这些契机可能来自一个精心设计的产品、一个引人入胜的活动，或者是一个温馨舒适的环境。通过这些契机，可以激发用户的兴趣和动力，引导他们开始思考并尝试新的生活方式。接下来，我们需要通过营造合理的环境和氛围，进一步支持用户的自我选择和塑造。这包括提供多样化的选择，创造有利于习惯养成的条件，以及营造一个积极、健康、向上的社区氛围。在这样的环境中，用户更容易找到适合自己的生活方式，也更容易坚持下去。另外，通过一系列的经历和成长，用户将逐渐培养出新的行为习惯和价值观。这些新的行为习惯和价值观将成为他们生活方式的重要组成部分，帮助他们更好地适应现代社会的发展变化。辛向阳教授将这样的过程命名为 IDR，即"契机 - 设计 - 转变"。IDR 不仅为我们提供一个全面而深入的框架，而且指导我们如何在设计中有效地促进生活方式的积极转变。作为设计师，应该深入理解 IDR 的核心思想，将其应用于实践中，为用户带来更加健康、更加美好的生活方式。

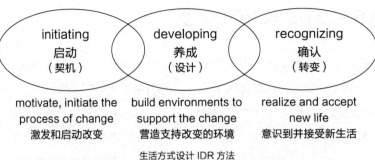

生活方式设计 IDR 方法
引自辛向阳《设计的蝴蝶效应：当生活方式成为设计对象》

在 IDR 这种先进的设计方法中，每个字母都蕴含着深刻的含义和丰富的设计智慧。I，即 initiating，它代表着启动阶段，也是整个改变过程的起点。在这个阶段中，某个产品或服务可能以独特的方式触动用户的内心，引发他们改变行为习惯的兴趣和想法。这种兴趣可能源于产品的新颖性、实用性或是情感共鸣，但无论如何，它都成为用户迈出改变第一步的关键动力。紧接着是 D，也就是 developing，这一阶段聚焦于行为的养成和巩固。在这个阶段，产品不仅提供了必要的支持和引导，而且通过营造有利于改变的环境，帮助用户逐步适应新的行为模式。这种环境可能包括物理环境、社交环境或是心理环境，它们共同作用于用户，促使他们形成并维持新的健康习惯。最后是 R，也就是 recognizing，即确认阶段。随着新行为模式的不断重复和固化，用户开始逐渐意识到并接受这种新的生活方式。他们的习惯、价值观和生活状态都在这个阶段中发生了深刻的变化。最终，当用户完全融入并享受这种新的生活方式时，就可以说他们已经完成了生活方式的全面转变。IDR 方法与传统的用户体验设计有着显著的区别。传统的用户体验设计往往更加关注解决当下的问题和满足用户的需求，而 IDR 方法则更加注重对未来的引导和塑造。它并不局限于解决某个具体的痛点或需求，而是将这些痛点视为触发改变的契机，通过设计来引导用户走向更加健康、理想的生活方式。

在健康中国战略下的体验设计中，IDR 方法展现出其独特的优势和价值。它将设计目标从解决具体问题转向了培养用户的健康习惯和生活方式，这种转变更符合人们对美好生活的追求和向往。通过 IDR 方法，设计师可以更加深入地了解用户的行为和心理，找到触发改变的关键点，并通过设计来引导和促进这种改变的发生。因此，本书引入 IDR 方法，不仅是为了丰富和拓展体验设计的理论及方法，更是为了推动健康中国战略下的体验设计走向更加深入和全面的发展。通过 IDR 方法的应用和实践，可以更好地满足人们对美好生活的追求，推动社会的健康和可持续发展。

针对上述 IDR 方法，可以发现启动阶段"I"是整个改变过程的起点。在这个阶段中，产品以特有方式触动了用户，引发了后续改变行为习惯的兴趣和想法，成为了用户迈出改变第一步的关键动力。如何启动是整个后续行为习惯养成的关键。

本书中将启动阶段产品如何触动用户，称为契机的挖掘，可以理解为人物角色如何进入我们设计的故事剧本中，是人物角色在时间线上的第一步，也是与人物角色所处现状最近的一步。而这一步，本书认为就是将需求转化为契机。因此，想要获得可行的良好契机，就需要先进行需求的分析，这里的需求分析，与传统用户体验设计中的需求分析过程看起来非常类似，但是设计师用这种方法的目的不同。传统的用户体验设计师将需求分析清楚后，将需求视为待满足和解决的"问题"，后边将需求直接转为功能设计，来解决这些问题。而本书中需求分析的目的是找到适合的契机。换句话说，传统的用户体验设计在收集完用户需求之后，把用户需求转化为产品需求，再把产品需求细化为产

品功能，这个过程就是需求分析。但是本书的需求分析目的不在于直接的产品功能产出，而在于契机的寻得。在后文会进一步说明这点，在这一小节，请读者关注需求如何分析即可。

2.2.1　需求分析 Y 理论

需求分析 Y 理论几乎是所有做用户研究的设计师需要熟悉的理论。它可以有效帮助设计师在本质层面把握清楚产品应满足的用户需求。在学生学习体验设计的阶段，经常会被表层的现象"迷惑"，没有进一步深度挖掘，获得粗浅的一些发现后，就立刻开始设计。这是学习阶段需要尤其避免的"拍脑袋"式设计。

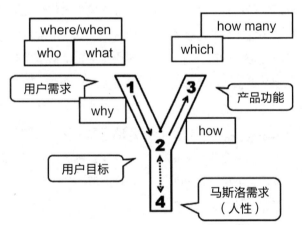

在图示中，需求分析的过程犹如一棵枝繁叶茂的 Y 字形大树，每一分支都代表着需求分析的深入与细化。从"1"这个起点开始，接触到的是用户需求的原始场景或是一个灵感的闪现，这如同各部门初次提出的需求设想，它们汇聚在一起，形成了整个需求分析旅程的起点。这一层次称为需求的第一

层深度，主要涵盖用户对于产品或服务的直接观点和期望行为。

紧接着，逐步深入到"2"这个层次，这是需求分析的第二个关键阶段。在这一阶段，不再满足于表面的需求描述，而是开始深入挖掘每个需求背后的目标和动机。思考为什么用户会有这样的需求，这些需求背后

隐藏着怎样的深层次原因。同时，还需要结合公司的实际业务情况，对需求进行细致的拆解和分类。这样，才能更准确地把握每个需求的目的和背景，为后续的产品设计提供有力的支撑。

随着分析的深入，达到了"3"这个层次，这是需求分析后转化而成的产品功能。在这一阶段，设计师与需求方和技术部门紧密合作，将分析得到的需求转化为具体的产品功能或解决方案。确保每个功能都符合用户的需求，同时考虑技术实现的可行性和成本效益。通过这一阶段的努力，能够将用户的需求转化为实际可行的产品特性，为产品的成功上市奠定坚实的基础。

最后，触及到"4"这个层次，即需求后的隐性需求。这一层次是需求分析的最高境界，它涉及用户的深层次价值观和本质需求。在这一阶段，不仅要关注用户表面的需求，更要深入挖掘他们内心的渴望和期望。通过运用如马斯洛需求层次理论等心理学原理，能够更好地理解用户的真实需求，并为他们提供更加贴心和个性化的产品或服务。整个丫字形结构不仅展示了需求分析从表面到深层的递进过程，还体现了与用户之间的紧密互动和深入理解。通过这一结构，能够更全面地把握用户需求，为产品的成功设计和推出提供有力的保障。

从"1"到"2"的过程中，我们深入探究需求的背景和目的。在这个过程中，需要结合"1"中提到的三个关键要素：who（用户）、what（需求）以及where/when（场景），进行全面而细致的思考。这样，才能判断这个需求是否为伪需求，是否与产品定位相契合，以及是否符合当前业务发展的方向。通过这样的分析，能够筛选出真正有价值的需求，为后续的产品开发奠定坚实的基础。接下来，从"2"到"3"的阶段，需要在需求确定后，将用户需求有效地转化为产品功能。在这一过程中，需要深入思考如何解决用户面临的问题，同时探索多种可能的解决方案。还要评估这些方案的优先级和性价比，确保选择的方案既能够满足用户需求，又能够在技术和成本上实现最佳平衡。

从"1"到"2"再到"3"，这确实是一般需求的常见历程。然而，在这个竞争激烈的时代，仅仅按照这个流程来操作可能远远不够。例如，在某一类市场的早期阶段，或许可以通过满足用户对于"更快"的需求来迅速建立竞争优势。然而，随着时间的推移，这种表层需求很快就会被其他跟进产品所满足。当市场逐渐成熟时，产品很容易陷入同质化竞争和价格战的困境，最终导致整个市场变成一片红海。因此，在这个时代，不仅要做好差异化竞争，还需要对需求进行进一步的打磨和深化。这正是图中"4"所代表的意义。通过深入挖掘需求的本质，能够更好地理解用户的真实需求和期望，从而开发出更加符合用户需求的产品。当然，并不是所有的需求都需要进行这一步的深入挖掘，这需要根据具体情况来判断。最后，"2"到"4"的过程实际上是一个需求本质的探索过程。在这个过程中，需要用心聆听用户的声音，但并不意味着要完全按照他们的说法去做。这是因为用户的表象需求可能多变无常，而背后的人性需求则更为持久和稳定。因此，在挖掘需求本质时，需要结合对人性的理解，去探寻那些真正能够触动用户内心的需求点。

如何才算将需求梳理清晰，以及需求梳理应达到何种程度呢？需从以下几个维度进行详尽的阐述。①要探究需求产生的根源，即为何会出现这一需求，它的存在是否必要，若取消是否会对产品产生重大影响。②要分析在没有这一功能的情况下，用户是如何满足其需求的，目前存在哪些替代方案或解决方案。③要明确这一需求在何种场景下会被用户所使用，以了解其实际应用场景。④还要评估需求的频次和紧急程度，判断其是高频需求还是低频需求，是紧急需求还是非紧急需求。⑤要思考如何使产品设计与这一需求相契合，确保产品能够满足用户的实际需求。

在运用"Y"模型进行需求梳理时，既要深入探究，又要能够深入浅出地表达。具体而言，当需求进入时，需经历两大步骤。①是"1→2→4"的深入调研阶段，要追问需求的起源、目的和背后的人性，确保对需求有深刻的理解。②是"4→2→3"的输出阶段，要将深入思考后的结果以简洁明了的方式表达出来，力争给出既简单又有效的解决方案。在深入调研阶段，要不断追问为什么，思考需求背后的原因和要解决的问题，确保我们的产品能够真正解决用户的痛点。而在输出阶段，需要具备将复杂问题简化的能力，能够在深入理解需求后迅速提出可行的方案，并灵活组合各种元素以创造出有新意的产品。

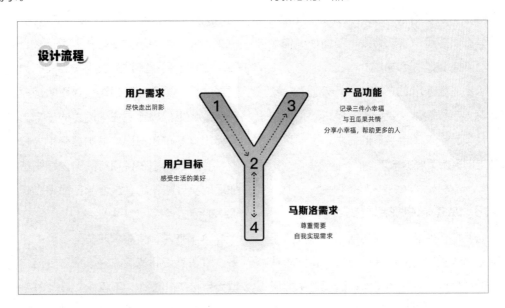

2.2.2 需求与契机的区别与联系

在深入探讨了需求分析的重要性后，不难发现，它在用户体验设计的众多环节中扮演着至关重要的角色。特别是当我们把设计的焦点转向生活方式的构建，并借助 IDR 方法进行创作时，单纯的需求分析已不足以支撑我们的设计理念。此时，需要将需求转化为契机，赋予其更深远的意义。

需求与契机，这两者在设计过程中的角色并不等同。传统的用户体验设计往往将需求视作核心目标，一旦需求明确，设计师们便开始探索如何满足这些需求，并据此提出具体的设计方案。在这里，需求就像是一个明确的"靶心"，设计师们的所有努力都旨在让设计方案能够精准地击中这个靶心，确保问题得到妥善、准确和扎实的解决。否则，这个设计很可能被视为失败，无法令人满意。

然而，契机的作用则与"靶心"式的需求定位截然不同。由于生活方式的培养是一个长期的过程，我们的目标不再是追求一次性的"精准打击"，而是将视野扩展到更远的未来，拥抱长期主义，并尊重用户作为人的成长潜力和对品质的坚持。更重要的是，契机的核心作用在于触发行为。设计师在创造契机时，固然会寻找需求和痛点，但这些需求和痛点的解决并非终点，而是新的起点。它们旨在引导用户实现转型，帮助他们构建健康、可持续的生活方式。

因此，在运用 IDR 方法进行设计时，不仅要深入剖析需求，更要善于将其转化为契机，让设计不仅满足当下的需求，更能引领用户走向更加美好的未来。

2.2.3　从需求中找到契机

当我们怀揣着长期性的规划，并致力于实现生活方式转型的设计目标时，将需求从传统的"痛点"或待满足的负面视角中抽离出来，赋予它们更为积极和正面的解读显得尤为关键及重要。这种转变不仅有助于我们更深入地理解用户需求，更能让设计本身超越简单的功能满足，成为推动用户生活变革的强大动力。

笔者认为在设计的世界里，每一个特定需求都不仅仅是用户当前所面临的问题或挑战，更是产品与用户之间建立深度连接的桥梁，是引领用户走向更健康、更优质生活方式的起点。因此，不应仅仅将需求视作需要被解决的对象，而应将其视为激发我们设计灵感的源泉，是推动我们不断创新的动力。

当我们以这些需求为契机来开展设计时，我们不仅仅是在为了满足用户的当前需求而工作，更是在为他们的未来生活描绘蓝图，为他们打造更美好的生活方式而努力。这种设计思路不仅要求我们对用户的需求有深入的理解和洞察，更要求我们具备前瞻性的思维，能够预见未来生活的趋势和变化，从而为用户提供更具前瞻性和创新性的解决方案。

因此，以健康生活方式为设计核心的产品，往往不仅仅关注解决用户当前的健康问题或需求，更致力于通过设计引领用户走向更健康、更积极、更充满活力的未来。这种设计思路不仅让产品本身更具吸引力和竞争力，更能让用户在使用产品的过程中感受到生活的美好和变化，从而与产品建立起更为深厚的情感连接。

总体来说，将需求从负面视角中抽离出来，赋予其正面解读，并以推动生活方式转型为目标进行设计，不仅是对设计本身的一种提升和深化，更是对用户需求和未来生活的一种深刻洞察和预见。这种设计思路将让我们的产品更具创新性、前瞻性和人情味，也更能引领用户走向美好的未来。

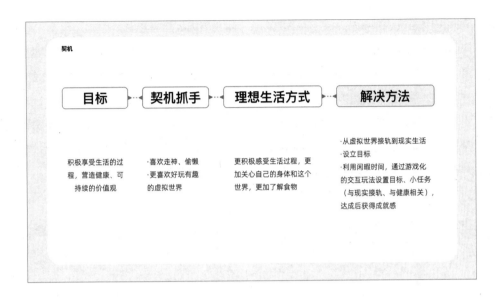

2.3 契机的评估与迭代

在传统的设计流程中，当设计师完成了初步的产品设计后，通常会进行一项重要的步骤——"启发式评估"。这一评估的目的在于，全面检查产品的各项功能、界面以及交互设计，是否与业界公认的可用性原则相契合。在这个过程中，被广泛采纳和应用的评估标准便是著名的"尼尔森原则"。尼尔森原则是一套由交互设计领域的先驱尼尔森提出的经典法则，它涵盖了十条核心设计原则。这些原则不仅是设计师在设计产品时的指导方针，而且是评估产品可用性的重要依据。它们包括确保产品的状态对用户可见、设计与使用场景贴近、支持撤销和重做操作、保持界面和交互的一致性、防止用户犯错、让用户能够轻松访问所需功能、追求设计的灵活性和高效性、使界面信息易于扫视、允许用户犯错以及人性化帮助等。设计师在进行启发式评估时，会依尼尔森原则逐项检查

产品的设计，确保产品在各个方面都符合可用性标准。这种评估方式不仅有助于发现设计中可能存在的问题，还能够为设计师提供改进的方向，从而提升产品的用户体验。

尽管如此，仅仅依靠启发式评估和尼尔森原则，还不足以全面评估一个设计方案的潜力与价值。特别是对于追求生活方式转型的设计目标来说，还需要对寻得的契机进行深入的分析和评估。在这里，建议使用 SWOT 分析法来评估契机。SWOT 分析法是一种战略规划工具，它能够帮助我们全面审视一个项目或产品的内外部环境，识别出其中的优势、劣势、机会和威胁。通过 SWOT 分析，可以更清晰地了解契机的特点、潜力和风险，从而为后续的设计决策提供有力支持。

在运用 SWOT 分析法评估契机时，需要首先识别出契机的优势。这些优势可能包括契机的独特性、市场需求、技术可行性等

方面。同时，也要认识到契机的劣势，即实现契机所面临的障碍和难点。这些劣势可能涉及技术实现难度、市场竞争状况、用户接受度等方面。在分析了优势和劣势之后，还需要进一步探讨契机的机会和威胁。机会通常隐藏在解决劣势的过程中，它们可能来自技术的突破、市场的变化或用户需求的演变。而威胁则可能来自竞争对手的行动、政策变化或市场风险等方面。

通过 SWOT 分析，可以获得对契机的全面认识，并为后续设计提供有力的依据。在每次对契机进行修改和迭代后，都可以再次利用 SWOT 进行分析，以确保契机在优势、劣势、机会和威胁四个方面都得到充分的考虑和平衡。

优势	劣势	机会	威胁
1.	1.	1.	1.
2.	2.	2.	2.
3.	3.	3.	3.
4.	4.	4.	4.
5.	5.		

综上所述，启发式评估和尼尔森原则为我们提供了评估产品可用性的有效工具，而 SWOT 分析法则为我们评估契机提供了全面的视角。通过综合运用这些方法，可以更准确地把握设计的方向，为产品的成功打下坚实基础。

在项目过程中也可以使用调研的方法，去不断确立和迭代提出的契机，通过与相关人群的对话，可以让契机更加具体、现实，另外，也与后续进入设计阶段产生了更好的衔接。

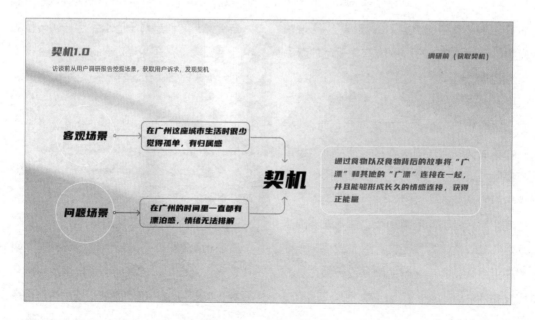

目标群体 ·
通过头脑风暴和小组讨论最终确定目标群体

调研前（人群确定）

对广州缺乏归属感和认同感，独自来广州生活和工作的"广漂"白领

缺乏归属感

除了职场压力外，孤独也是影响白领心理健康且容易被忽视的因素，职场青年中有86%的人感到孤独

社交圈在缩小

随着工作和生活状态的改变，社交圈逐渐变窄，除了工作的社交圈外，原来的朋友圈子慢慢缩小

因"相同"交友

不排斥线上虚拟社交，但更渴望真实的线下交往；基于相同兴趣、情感、价值观选择进行社交，获得存在感、认同感、归属感

拥有健康饮食和环保意识

对于健康饮食持积极态度，且拥有一定的环保意识和社会责任感

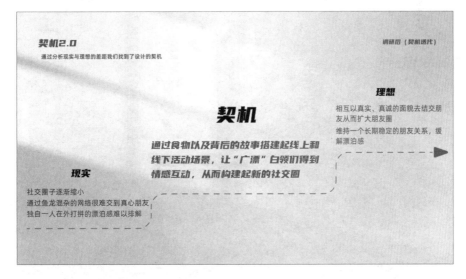

契机2.0
通过分析现实与理想的差距我们找到了设计的契机

调研后（契机迭代）

理想

相互以真实、真诚的面貌去结交朋友从而扩大朋友圈
维持一个长期稳定的朋友关系，缓解漂泊感

契机

通过食物以及背后的故事搭建起线上和线下活动场景，让"广漂"白领们得到情感互动，从而构建起新的社交圈

现实

社交圈子逐渐缩小
通过鱼龙混杂的网络很难交到真心朋友
独自一人在外打拼的漂泊感难以排解

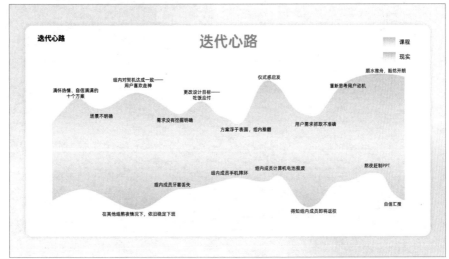

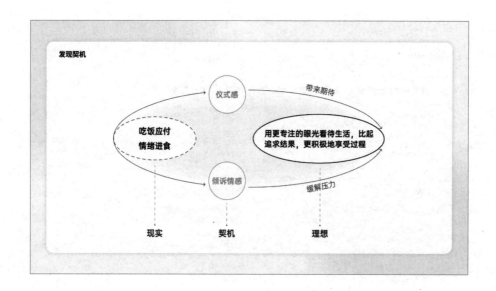

📖 复习与思考

在设计生活方式的过程中，契机与需求的关键区别是什么？

第 3 章

倡导健康生活方式的
体验设计方法

概念设计阶段

3.1 劝导式设计

3.2 IDR 设计模型

3.3 "三足鼎立"：价值观、契机、产品定位

3.4 设计调研的深入探索

复习与思考

3.1 劝导式设计

3.1.1 劝导式设计的定义

劝导式设计，亦称"说服式设计"，旨在通过运用劝导技术，巧妙地影响用户的态度和行为。它深度借鉴了心理学研究的精髓，对用户意图进行精准分析和评估，并针对性地采用各种策略进行引导，以达到预期的劝导效果。

福格认为，交互技术在劝导过程中扮演着多重角色，具体包括工具、媒介和社会角色。作为工具，交互技术能够显著增强用户的能力，其劝导作用体现在使目标行为变得更为简便易行，引导用户经历特定过程，并执行具有激励作用的计算和衡量工作。作为媒介，交互技术则为用户提供了丰富的体验，其劝导作用体现在让用户有机会探索因果关系，享受代入式的激励体验，以及预先模拟和排练某种行为。而当交互技术扮演社会角色时，它能够助力建立人际关系，其劝导作用体现在为他人提供正面反馈，为目标行为或态度树立楷模，以及提供社会支持。

通过这些多样化的角色和功能，劝导式设计得以在无形中影响用户，引导他们朝着预设的方向前进。

3.1.2 FBM 模型简介

福格行为模型，简称 FBM，是一个揭示行为产生机制的心理学模型。它精准地识别并定义了影响行为发生的三大核心要素：动机、能力和触发因素。简而言之，FBM 认为，只有当个体拥有足够的动机和能力，并在适当触发因素的作用下，目标行为才可能发生。这三大核心要素缺一不可，共同构成了行为发生的必要条件。

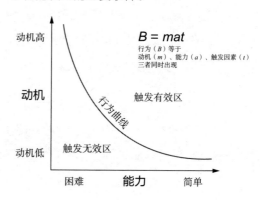

如上图所示，FBM 通过两条轴线直观地展示了动机与能力的关系。纵轴代表动机水平，动机不足的人在纵轴上位置偏低，而动机强烈的人则位于纵轴的高位。横轴则代表能力大小，能力较弱的人位于横轴的左侧，而能力出众的人则处于横轴的右侧。

这两条轴线共同构成了一个平面，而目标行为表示为平面中曲线右上的区域，即触发有效区。该区域凸显了高动机和高能力对于目标行为发生的至关重要性。值得注意的是，图中还提到了"触发因素"这一概念，触发因素在促使目标行为发生中具有关键作用，没有有效的触发因素，即便动机和能力再高，行为也可能无法发生。

通过 FBM 的这种可视化呈现，可以更直观地理解动机、能力和触发因素在行为产生过程中的相互作用，从而为引导和改变行为提供有力的理论支持。

（1）动机和能力可以相互支撑

FBM 深刻地揭示了一个事实：仅凭动机，而无相应能力，人们是无法完成某项任务的。即便动机再高，能力不足仍会阻碍行为的发生。因此，行为的实现需要动机和能力的双重支撑，缺一不可。对于设计师而言，这一发现提供了宝贵的启示：仅仅增加动机并不总是解决问题的最佳方案。很多时候，提高行为发生的可能性更需要关注能力的提升，即让行为变得更加简单可行。FBM 进一步指出，动机和能力之间存在一定的权衡关系。对于那些动机较低的人，如果他们面对的是一个相对简单的行为（即能力较高），他们仍有可能执行。反之，当动机足够强烈时，人们甚至可能克服重重困难，完成非凡的成就。一般而言，人们至少具备适度的动机和能力，而这些水平是可以通过设计策略进行引导和调整的。有效的劝导技术旨在提升动机或能力，或者同时提升两者。例如，通过简化操作流程，如设计"一键购买"功能，就能降低行为的难度，从而提升用户的能力。然而，即便动机和能力都达到了一定的水平，行为的发生仍然需要一个关键因素——触发因素。这往往是设计中容易被忽视的一环。因此，设计师在运用 FBM 进行行为设计时，需要充分考虑触发因素的作用，确保行为在适当的时机被有效触发。

（2）触发因素和时机

在 FBM 中，触发因素作为第三个关键因素，其重要性不容忽视。即使个体的动机和能力均达到高水平，若缺乏合适的触发因素，行为依然不会发生。成功的触发因素通常具备三大特点：首先，它必须能够引起我们的注意；其次，我们需要能够将触发因素与目标行为建立起明确的关联；最后，当动机充足且能力足以支持行为执行时，触发行为便随之发生。然而，在行为改变的过程中，时机往往是一个被忽视的关键因素。古希腊人甚至为其赋予了一个专门的名字：凯罗斯，即说服的时机。在笔者看来，最佳的行为触发时机应当是动机与能力共同将个体推至行为激活阈值之上的那一刻。尽管在图中并未明确展示，但 FBM 确实包含了行为激活阈值的概念。当个体的动机与能力之和超越这一阈值时，触发因素的出现便会促使其成为执行目标行为的驱动力。相反，若个体尚未达到这个阈值，触发因素则无法有效引导其发生目标行为。可以将激活阈值视为一条从左上角斜向穿过图至右下角的曲线，即行为曲线。当希望执行某项行为时，适时的触发因素无疑是受欢迎的助力。然而，当个体对某一行为的动机较低时，触发因素的出现可能会成为分散注意力的干扰因素。同样，当个体有强烈的执行意愿却缺乏必要能力时，触发因素可能会带来挫败感。FBM 揭示了不合时宜的触发所带来的失败、分心及沮丧等负面情绪，从而有助于理解为何某些行为能够适时发生，而其他试图改变我们行为的尝试却往往以负面情绪告终。

（3）行为模型的洞察

行为模型的深入洞察为设计师提供了宝贵的启示。在进行设计之前，设计师需要对目标用户进行深入的研究，以了解他们的行为模式和潜在弱点。一旦发现了这些弱点，设计师便可以着手测试并尝试采用各种方法来改善这些影响行为的因素。在劝导技术的实践中，往往将行为视为一种可以引导和塑造的现象，而行为激活则通常是我们的主要目标。然而，行为改变并非只有一面。除了促进目标行为的发生外，还需要考虑如何阻止某些不希望发生的行为。FBM 同样对如何预防不良行为提出了独到的见解。具体而言，要阻止某种行为的发生，一个人可以从三个关键因素入手：降低动机、削弱能力或移除触发因素。如果干预者能够成功地实现上述任何一点，那么该行为便不会发生，或者至少不会以同样的模式再次出现。因此，设计师在运用 FBM 进行设计时，不仅要关注如何促进目标行为的发生，还要思考如何有效地预防不良行为的出现。通过综合运用动机、能力和触发因素这三个核心要素，设计师可以更加精准地引导用户行为，实现设计目标。

3.1.3　FBM 模型的要素

（1）动机要素

动机作为 FBM 中的关键要素，其设计旨在将用户引导至行为激活阈值之上。对于那些具备高能力但动机不足的用户，提升动机显得尤为关键。动机这一概念在多个领域

均有所应用，但在 FBM 中，福格为我们构建了一个清晰的动机框架，它包含以下三个核心动机要素，每个要素都有两面性。

①快乐与痛苦。这一维度关注的是直接的或近乎直接的结果反应，无须过多思考或期待。人们往往会对当下发生的事情做出即时的反应。快乐与痛苦是一种原始的情感反应，它在满足基本需求如饥饿等生理需求以及与我们基因延续相关的活动中发挥着适应性作用。快乐和痛苦作为强大的驱动力，设计师在寻求提升动机水平时，应当考虑如何巧妙地运用这两种情感。

②希望与恐惧。这一维度关注的是对结果的预期。希望是对美好事情发生的期盼，而恐惧则是对不良后果或失去的担忧。有时，希望与恐惧的驱动力甚至超过快乐与痛苦，这在日常生活中随处可见。然而，福格强调，不应简单地对核心动机要素的程度进行排序。相反，设计师和研究人员应当全面考虑每一个要素，并根据具体情况灵活应用。长期以来，希望与恐惧一直是劝导技术中强有力的

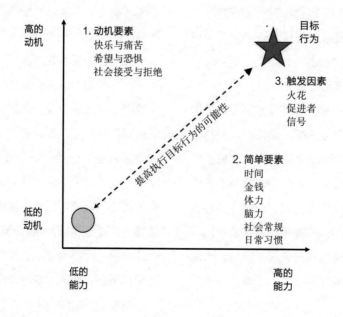

动机来源。在福格看来，希望可能是 FBM 中最具道德和力量的动机。

③社会接受与拒绝。这一维度涉及社会行为，从衣着打扮到言谈举止都受其影响。人们有动机去做那些能够赢得社会认可的事情，也有强烈的动机去避免被社会拒绝。社会动机的力量或许源于我们的天性，也可能是历史上所有依赖群体生活的生物所共有的特性。无论其来源如何，社会动机对行为的影响都是不容忽视的。因此，在运用 FBM 进行设计时，设计师需要深入理解和运用这三个核心动机要素，以更精准地引导用户行为，实现设计目标。

（2）能力要素

在 FBM 中，能力作为第二个核心要素，对于推动用户跨越行为激活阈值起着至关重要的作用。然而，如何有效增强这种能力呢？在实际设计中，单纯地教导用户新技能或训练他们提高能力往往效果不佳。人们普遍对教学和培训持有抵触心理，因为需要付出额外的努力，这与成年人追求轻松自在的天性相悖。因此，那些要求用户学习新知识的产品往往难以取得成功。

相反，一个成功的劝导设计应该聚焦于简化用户的行为。换句话说，设计的魅力很大程度上源于其简单性。简单性能够改变行为，使原本困难的任务变得轻而易举。

福格在探讨简单性的过程中，构建了一个包含六个关键要素的框架，并深入解释了这些要素如何协同工作。这六个要素相互依存，如同链条中的六个环节，任何一个环节的缺失都会导致整个链条的失效，进而丧失简单性。

①时间是简单的第一要素。如果一个目标行为需要消耗大量时间，而用户的时间资源有限，那么这个行为就显得不简单。②金钱。对于经济拮据的人来说，任何需要花费金钱的目标行为都会显得复杂。这一环节在简单链条中尤为脆弱，容易断裂。然而，对于经济条件优越的人来说，他们可能愿意通过支付金钱来节省时间，从而实现生活的简化。这体现了金钱与时间之间的权衡与交换。在设计劝导式技术时，设计师需要意识到，对一个人来说简单的事物，对另一个人来说可能并不简单。③体力。需要消耗大量体力的行为往往不被视为简单。④脑力。如果一个目标行为需要我们投入过多的思考，那么它可能就不再简单。特别是在我们的思维被其他事物占据时，这种情况尤为明显。虽然有些人擅长思考，他们的简单链条中这一环节可能不易断裂，但大多数人在日常生活中并不愿意过度思考。⑤社会常规是影响简单性的一个较为隐蔽的因素。如果一个行为要求我们打破社会规则或违背常规，那么它就不再简单。⑥日常习惯。人们往往更倾向于执行那些已经成为日常习惯的行为，因为这些行为对他们来说更简单。当面对非日常行为时，他们可能会觉得这些行为并不简单。因此，为了追求简单性，人们通常会坚持他们的日常习惯，即使这些习惯可能并不是最经济或最高效的选择。

综上所述，设计师在利用 FBM 提升用户能力时，需要充分考虑这些简单性的要素，通过优化这些要素来简化用户的行为，从而帮助他们更轻松地跨越行为激活阈值。

关于简单性的核心要点，每个人都有其

独特的理解和追求。有的人时间充裕,有的人财力雄厚,还有的人脑力充沛,这些因素都因人而异,同时也会随着环境的变化而有所调整。举例来说,如果我忘记带钱包出门,那么在市场上需要花钱的行为对我而言就不再显得简单。福格在研究简单性时,提出了一个关键发现:简单性实际上是一个人当前最稀缺资源的功能。更精确地说,简单性反映了在某一特定行为被触发时,个人最缺乏的那种资源的功能。因此,作为行为改变的研究者和设计者,应当深入探究目标受众当前最稀缺的资源是什么——是时间、思考的能力,还是金钱?一旦明确了这些资源,就可以通过综合考虑简单性的六个要素来降低执行目标行为的障碍。总体来说,当将重点放在简化行为而非仅仅增强动机时,劝导性设计往往能够更快地取得成功。原因何在?人们往往会对激励的尝试产生抵触心理,但人类天生就倾向于追求简单和便捷。因此,通过优化简单性,更能有效地引导用户跨越行为激活的阈值,实现设计的最终目标。

(3)触发因素的要素

FBM 的第三个核心要素是触发因素,它有着多种称谓,如提示、线索、行动号召等。这些称谓虽然不同,但传达的核心概念是一致的:触发因素是促使人们立即执行某一行为的信号。尽管触发因素的重要性常被忽视或被视作理所当然,但在设计具有劝导性的产品时,它实际上扮演着至关重要的角色。对于那些用户已经具备足够动机和能力的行为,往往只需要一个合适的触发因素便能促使他们采取行动。值得注意的是,并非所有触发因素的作用机制都相同。

福格将触发因素分为三种类型:火花、促进者和信号。火花是激发行为的触发因素,当用户的动机不足时,火花与动机要素相结合,共同推动他们执行目标行为。而促进者则专注于让那些已经有足够动机但能力尚显不足的用户更容易地采取行动。有效的促进者能够告诉用户,目标行为其实并不复杂,无须他们当前所缺乏的资源。最后一种触发因素是信号,它在用户既具备能力又有足够动机去执行目标行为时最为有效。信号并不旨在激励用户或简化任务,而是作为一个提醒,告知用户现在是执行该行为的合适时机。红绿灯就是一个典型的信号例子,它并不激励人们过马路,而是指示何时可以安全通行。

随着劝导式技术的不断发展,触发因素的作用越发凸显。特别是在数字时代,许多令人向往的目标行为,如捐款、与朋友分享、购买新产品等,都是在使用计算机或手机时完成的。当人们使用这些交互技术时,他们可以立即接收到触发因素并采取相应的行动。这种触发与行为的紧密耦合使得人们更容易冲动行事。例如,当脸书向用户发送电子邮件通知,告知有人在照片中为他们加上了标签时,用户往往会立即点击邮件中的链接查看照片。随着手机变得越来越具有情境意识,这种触发与行为的耦合将不仅限于桌面端,而是进一步融入人们的日常生活之中。

FBM 的核心价值在于它协助我们——作为研究和设计领域的专业人员——更为精准地剖析用户行为。借助这一框架,我们无论在研究还是商业环境中,都能深入审视现有的劝导式设计,并挖掘其中尚未被发掘的潜力。同时，FBM 也是我们识别劝导系统中存在的问题，特别是那些未能达到预期效果的问题的重要工具。在这些场景下，FBM 引导我们系统性地思考动机的构成、简单的要素以及触发行为的策略。

在探索成功的劝导式技术产品时，FBM 的作用尤为显著。它能帮助我们穿透表面的设计，洞察其背后的心理机制。通过 FBM，我们能够深入理解动机、能力和触发因素是如何协同作用、推动目标行为的产生的。此外，当我们着手创造新的劝导式技术系统时，FBM 也能为我们的创意提供方向，使其更加精准和高效。例如，当我们发现用户缺乏动机时，FBM 指引我们专注于设计的特定方面，并探索多种方式来激发用户的动机。

使用 FBM 的另一大优势在于，它为学术界和工业界的项目团队成员提供了一个统一的参考框架。当团队中的每一位成员都能以相同的视角和思考方式来看待行为改变时，项目的推进将更为顺畅和高效。这种效率的提升在很大程度上得益于我们拥有一个共同的语言体系，这使得团队成员在讨论相关概念时能够更加清晰和准确。

3.1.4　劝导技术八步法

在某些特定情境中，两个步骤可以同时推进，并行不悖；而在另外一些时候，设计团队可能需要暂时回退一步，重新审视先前的决策或尝试新的方法。这八个步骤并非一成不变的固定流程，而是指导设计过程更加高效的里程碑。根据实际环境和需求调整步骤的顺序，正是设计过程中的一种灵活而有效的做法。因此，不必拘泥于固定的步骤顺

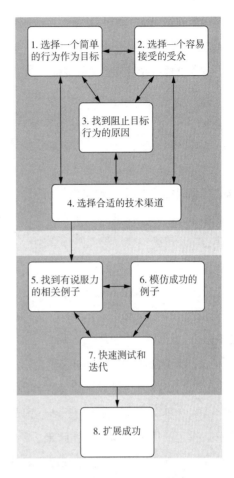

序，而应将其视为一个可以根据具体情况进行灵活调整的指导框架。

（1）选择一个简单的行为作为目标

在构建一套成功的说服技术时，第一步至关重要，那就是选定一个简单且易实现的行为作为目标。设计团队应该致力于将宏大的愿景细化为一个微小且易于达成的小目标。选择这样的简单行为作为起点，是确保整个设计过程能够成功实施的关键所在。然而，实际操作中这一步往往比预想的要困难得多。尽管优秀的设计师都深知简约的重要性，但在实践中坚持这一原则却需要不小的勇气。尤其是在团队合作或受到上级监督的情况下，当我们需要对一个宏大的目标说"不"，转而

提出一个简单且实际的小目标时，可能会面临来自各方的压力。

（2）选择一个容易接受的受众

在迈出第一步之后，紧接着的第二步便是选择一个易于接受我们设计的受众群体。在设计师拥有选择权的情况下（即受众并非由项目本身预先确定），福格建议优先选择那些最有可能接受并实践我们所设计的行为改变的受众。当然，在某些特殊情况下，设计过程的前两步可能会以相反的顺序进行。有时，受众群体的特性会直接影响我们对目标行为的选择。因此，找到行为与受众之间的最佳匹配，对于后续设计步骤的顺利进行至关重要。

（3）找出阻止目标行为的原因

完成选择行为与目标受众两大步骤后，设计团队将迎来至关重要的第三步，即深入剖析阻碍目标行为实施的具体因素。例如，若观察到一年级的孩子未能养成每日刷牙的习惯，我们需探寻其背后的原因；同理，当校友不愿为母校捐款时，亦需追问其缘由。这类问题的解答通常离不开三个核心维度的考量：动力的缺失、能力的不足以及行为触发时机的把握不当。换句话说，在这一阶段，设计团队需揭开阻碍行为发生的神秘面纱，查明其中的真实原因。福格强调，这一步的答案将直接决定后续步骤的工作重点，因此深入且全面的分析至关重要。一个成功的劝导技术解决方案，往往并非简单地触发某个期望行为，而是需要针对问题根源，或增强动机，或提升能力，或两者兼具。若目标受众主要缺乏动机，则设计应聚焦于动机的激发；若能力不足，则解决方案应致力于促进

行为的实施。然而，若受众同时面临动力与能力的双重挑战，团队或许需要重新审视前面的步骤，甚至考虑重新定义目标行为或调整受众定位。

（4）选择合适的技术渠道

在明确了阻碍因素后，设计团队将迈向第四步，即选择合适的技术渠道。福格指出，最佳渠道的选择应综合考虑目标行为、受众特性以及阻碍因素，即设计流程的前三个步骤所揭示的信息。面对当今繁多的技术渠道，设计团队需从一系列可用的劝导技术中筛选出与目标行为最为匹配的渠道。同时，受众的熟悉程度也是选择渠道时不可忽视的因素。若团队决定采用受众不熟悉的渠道，虽可行但需付出额外的时间和努力来引导受众熟悉新渠道。因此，福格建议尽可能选择受众已经习惯使用的渠道，以简化设计流程并提升实施效果。在某些情况下，这可能会限制干预渠道的选择范围，但选择受众熟悉的渠道往往能更快速、更有效地推进劝导式设计项目。最终，设计团队在选择渠道时还需回应第三步中提出的问题：为何受众未能表现出目标行为？是缺乏动机、能力还是触发因素？答案将指导团队选择最合适的渠道。例如，在线视频、社交网络和视频游戏等渠道可能更有助于激发动力；而专用软件和设备则擅长简化行为流程；短信和电子邮件等渠道则更适用于触发行为的执行。

（5）找到有说服力的相关例子

在设计流程的第五步，团队的核心任务是寻找与他们的劝导干预紧密相关的成功技术范例。这些范例需严格符合前面步骤中详细界定的目标行为、受众群体及技术渠道。

例如，若目标受众是老年人，团队则需特别探寻那些已成功应用于这一受众群体的劝导设计实例。同理，若选定的技术渠道是电子游戏，团队则需深入研究那些通过电子游戏成功引导用户改变行为的案例。为此，设计团队应当从那些已经取得成功的公司中汲取经验。这些公司在劝导式设计方面的解决方案，即便只是针对小问题，也可能蕴含深厚的洞见和有效的策略。然而，在寻找这些成功案例时，团队往往需要面对一个现实，即很难找到一个与自身项目在行为、受众和渠道方面完全匹配的案例。即便真存在这样的案例，团队也应保持开放的态度，继续探索其他解决方案，以丰富自身的选择范围，了解不同的实现方式和可能的效果。具体来说，为了充分学习和借鉴，设计团队应当至少研究九个相关案例。其中，三个案例应聚焦于实现了与团队目标相似的行为改变；另外三个案例应关注与团队目标受众相似的群体；最后三个案例则应探讨使用与团队所选技术渠道相同的劝导技术。这样的案例研究将帮助团队更全面地了解不同情境下的劝导策略，为团队自身的设计提供宝贵的参考和启示。

（6）模仿成功的例子

劝导式设计过程的第六步，即是汲取第五步中积累的成功案例的精华，并予以模仿。回溯十年前，劝导技术尚属新兴，设计团队多需从零开始，创造独特的解决方案。然而，时至今日，情况已有所不同。一个更为高效且稳妥的方式并非从头做起，而是借鉴那些在脸书、亚马逊以及视频游戏等平台已验证有效的方法，并根据我们的目标行为和受众

特点进行适当调整。福格指出，识别并应用这些成功的技术范例，是迅速且可靠地构建有效劝导技术的关键路径。设计团队无须畏惧与已有成果相似，因为在设计过程的后期阶段，团队将有充足的机会展现独特性。真正的创新，往往建立在坚实的基础之上。除了选择恰当的行为外，模仿成功案例或许是迄今为止创造劝导式技术最为关键的一步。然而，这第六步需要深刻的洞察力。当团队审视一个成功案例时，必须能够洞察其成功的核心要素——那些使案例奏效的特殊设计成分。这些要素往往并非表面的设计元素，如颜色或字体，而是更深层次的机制。在第三步中提出的问题，实际上为第六步提供了良好的起点：这个成功的例子是如何实现行为改变的？它是通过激励、提升能力，还是触发行为来实现的？虽然一个成功的例子可能看似同时解决了这三个问题，但团队仍需深入挖掘，以确定设计元素的主要目标。例如，若某个劝导元素主要提升了用户的积极性，团队便可将这一成功要素融入自己的设计项目中。在第六步中，团队可以充分发挥创意，思考如何将现有案例中的成功要素改编，以适应自己的目标行为。自然而然地，可能会找到一个成功案例，进行改编后便认为问题已解决。但实际上，在第七步中，团队需要进行大量的测试与验证，因此仅有一个模仿的版本是远远不够的。

（7）快速测试和迭代

当设计团队找到了模仿劝导式技术成功范例的有效方法后，福格强调，接下来的关键步骤是迅速且反复地测试多种劝导体验。每一次测试都应力求高效，从开始到结束仅

需几个小时即可。这些测试并非严谨的科学实验，而是旨在快速验证与迭代，让团队能够模拟实际体验并观察用户的即时反应。在评估这些反应时，设计团队应优先考虑通过量化行为来度量效果。理想情况下，整个测试与评估的周期应控制在数小时之内，以确保团队能够快速获得反馈并进行必要的调整。在福格看来，掌握如何迅速构建原型、进行测试以及准确评估结果，是说服技术设计师所应具备的最为宝贵的技能。第七步的主要目标便是找到那些真正有效的方法，从而创造出一种有效的干预手段，帮助目标受众轻松采取那些易于衡量且至关重要的目标行为。一旦设计团队在小范围内取得了显著的成功，他们便可以信心满满地迈向第八步，进一步拓展和完善他们的设计，以期在更广泛的范围内产生深远影响。

（8）扩展成功

成功创造一种劝导式技术，无论其目标行为多么微小或简单，都标志着一个重要的里程碑。在设计流程的第八步中，设计团队可以进一步扩展这种成功，将影响力推向新的高度。团队有多种方式可以实现扩展。①第一种方法是逐步增加目标行为的难度。以推广环保灯泡为例，初始阶段可能只是鼓励人们在家中安装一个环保灯泡。而扩展后的干预措施可以着眼于说服人们更换家中所有低效的灯泡，从而实现更广泛的节能效果。②第二种方法是接触并吸引新的受众群体——那些可能更难以接受或更具挑战性的用户。通过将这些新用户纳入考虑范围，团队可以观察并评估干预措施如何与这些新受众产生共鸣，从而进一步优化策略。③第三种方法是扩大发行范围，让干预手段触及更广泛的受众。这可以通过多种渠道实现，如利用社交媒体、合作伙伴关系或公共宣传活动来扩大影响力。在扩展过程中，团队需要保持系统性，并仅对第七步中已成功验证的一两个属性进行微调。这样做可以确保在扩大规模的同时，保持干预措施的有效性和一致性。通过这样的扩展策略，设计团队可以将成功的劝导式技术应用于更广泛的场景和受众，从而产生更深远的社会影响。

伟大的成就往往源于微小的起步。在劝导式技术的世界里，那些看似微不足道却可量化的成功，实则蕴藏着巨大的价值。它们不仅教会我们如何迈向成功，更是我们在前进道路上的宝贵经验。当然，失败也是成长的一部分，但我们应该追求的是那些小而快速的失败，从中迅速汲取教训，避免重蹈覆辙。福格深信，通过精心设计的劝导技术，能够创造出不凡的成就。是的，我们有能力说服人们戒烟，激发他们保护环境的热情，甚至利用说服的力量在不同文化和国家之间播撒和谐的种子。然而，这一切的前提是，必须首先精通于处理那些看似微不足道的小事。作为设计师，需要深知，只有真正掌握如何做好小事的诀窍，才能有效地解决那些看似遥不可及的大问题。每一次小小的成功，都是通往更大目标的重要一步，它们为我们积累了丰富的天赋和深刻的洞察力。因此，需要珍视每一次小小的成功，从中汲取智慧，为创造更美好的未来奠定坚实的基础。

3.2 IDR 设计模型

IDR 设计模型是辛向阳教授在其论文《设计的蝴蝶效应：当生活方式成为设计对象》中阐述的一种独特的设计方法论。该模型特别之处在于，它将设计的焦点从单一的用户转向更为广阔的生活方式层面。在这一框架下，辛教授强调了行为、环境和价值观作为生活方式设计的三大核心要素，它们共同构成了设计的多维度考量。

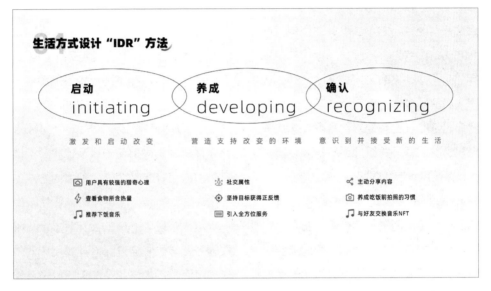

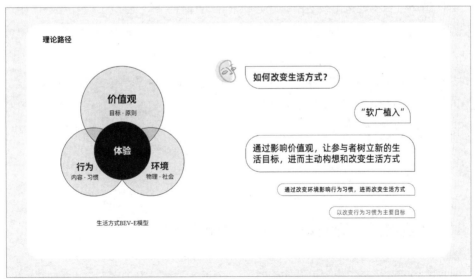

IDR 的设计哲学，是一种深邃且富有远见的思考方式，它超越了解决当前生活痛点和满足短暂需求的局限，致力于引领人们逐步迈向更为理想、更为充实的生活方式。

在传统的产品或服务设计中，设计师们往往以用户现有的生活方式为出发点，通过识别和分析生活中的痛点来寻找创新的机会。这种以痛点为导向的设计思路，虽然能够解决一些表面问题，但往往难以触及到用户生活方式背后的深层次需求和动机。因此，设计出的产品或服务往往只能满足用户一时的需求，而无法真正引领用户走向更好的生活。

相比之下，IDR 的设计思路更加全面、深入且富有前瞻性。它不仅仅关注用户当前的生活方式，更致力于理解并洞察用户的生活目标、价值观、内在动机以及潜在需求。通过深入了解用户的行为习惯、环境条件以及生活背景，IDR 能够揭示出隐藏在痛点背后的更深层次问题，并以此为契机，提出更为全面、有效且可持续的解决方案。

在 IDR 的生活方式设计中，设计决策的制定是一个复杂而精细的过程。它需要对用户的生活方式有深入的理解，同时需要对设计策略灵活掌握。在生活方式转型的初期阶段，IDR 可能会更多地运用减法策略。通过简化功能、去除冗余以及聚焦核心问题，IDR 能够帮助用户快速识别并解决那些阻碍转型的关键因素。这种针对性的解决方案，能够为用户打开一扇通往新生活方式的大门，激发他们的积极性和探索欲望。

然而，随着转型的深入和用户习惯的养成，加法策略则开始发挥更加重要的作用。在相对稳定的生活目标和价值观引导下，IDR 通过不断开发新的产品和服务，为用户营造出更加完善、更加个性化的生活场景。这些新的产品和服务不仅能够满足用户的潜在需求，更能够引导用户逐步养成健康、可持续的生活习惯。

在 IDR 的设计过程中，加法和减法的运用并非孤立存在，而是相互交织、相互补充。它们在不同阶段和不同场景下发挥着不同的作用，共同推动着生活方式的转型和升级。同时，IDR 还强调设计决策中的综合性和整体性思考，确保每一个设计决策都能够与整体设计目标相契合，实现生活方式的整体优化。

总体来说，IDR 的设计哲学是一种综合性的思考方式。通过深入理解用户的生活方式、灵活运用加法和减法策略以及注重设计的整体性和综合性，IDR 能够帮助用户实现生活方式的转型和升级，迈向更加理想、更加可持续的未来。通过 IDR 模型，辛向阳教授为我们提供了一种全新的设计视角，即从生活方式的角度出发，通过行为、环境和价值观的综合考量，实现设计的深远影响。

3.3 "三足鼎立"：价值观、契机、产品定位

经过前文的深入探讨，已对设计的价值观、契机与产品定位有了清晰的认识。这三要素不仅构成了本书核心议题"健康中国战略下的体验设计方法"的基石，更是未来体验设计领域最具关键性与挑战性的内容。相较于传统的基础设计课程，对于这三个方面的把握需具备更高的准确度和洞察力。对于本科生而言，这部分内容的深度与广度可能

占据项目时间的一半甚至更多，它代表着从0到1的创新跨越。

当同学们在价值观的引领下找到合适的契机，并通过行为设计、劝导式设计等方法初步确定产品的定位乃至雏形时，在接下来深入进行功能框架和信息架构等细节工作之前，需要稍作停顿。此时，建议大家将价值观、契机和产品定位视为一个鼎的三个足，仔细审视、斟酌。需要检查这三者之间是否相互协调、和谐共存，哪些部分需要"削足适履"，哪些部分需要"补短扬长"。换言之，

即使到了这个阶段，仍然需要对之前的价值观与契机进行微调与优化，以确保这个"鼎"能够稳固而和谐地站立。

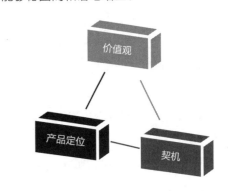

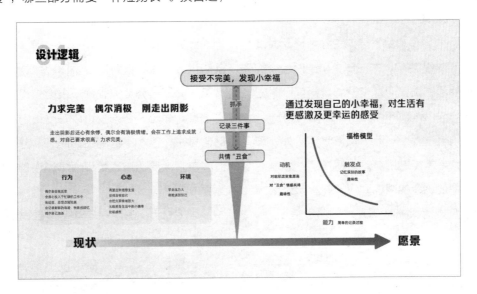

3.4 设计调研的深入探索

设计调研是一门博大精深的学问，相关书籍详尽地介绍了其多种方法，包括但不限于观察法、单人访谈法、焦点小组访谈、问卷法以及人物角色法等。在本书中，将特别聚焦于访谈法，这种在设计研究过程中备受学子青睐的研究方法，为同学们提供了更为详尽的补充与建议。

访谈法之所以深受喜爱，在于其能够直接与用户对话，迅速有效地洞悉他们的需求、生活环境、情绪状态以及能力范围等，从而获取宝贵的数据，甚至是设计灵感。然而，在教学实践中，笔者发现由于访谈法的便捷性，同学们往往对其准备不足，技巧运用也停留在表面。因此，本书将针对访谈法的实

际操作给予细致的建议，以助力同学们取得更佳的研究成果。

在进行访谈之前，充分的计划是不可或缺的。其中，明确访谈的主题尤为关键。可以借助靶向句（hunt statement）的组句方式，为本次访谈确定明确的主旨，以避免在提问时偏离主题，确保每一次访谈都能充分发挥其效用，避免浪费宝贵的调研机会和参与者的时间。

那么，如何构建有效的靶向句呢？可以通过以下句式来完成："我要研究 X，这样我就可以做 Y"。其中，X 代表我们要研究的活动，而 Y 则是项目目标或主题领域。通过明确 X 和 Y 的内容，并在研究小组内达成共识，在后续的访谈问题设置中，便可以时刻回顾靶向句，确保访谈始终围绕核心展开。

在访谈过程中，除了携带笔记本外，录音设备也是常用的工具。但请注意，录音前必须获得被访者的明确同意，并说明录音的用途以及如何保护其个人信息和话语资料。这个过程通常通过知情同意书（consent form）来完成，这不仅能够展现研究者的专业素养，而且在某种程度上增强了被访者的信任，使他们在访谈中能够更加坦诚、无顾虑地分享。

在问题设置上，建议避免简单的是 / 否类问题，而多采用以"what/why/how"开头的问题。这样的问题能够引导被访者讲述更详细的故事，从而提升数据的丰富性、生动性和真实性。例如，可以提问："这项活动是如何进行的？""为什么采用这种方式？""您使用哪些工具来完成它？""如果拿走了这些工具，您会如何完成？"

此外，在访谈时，建议至少两人进行提问和记录。这样既能减少数据收集过程中的偏见，又能互为补充，确保重要信息得到完整记录。同时，记录者可以在受访者讲述关键信息时，留意录音笔上的时间，并记录下时间点，以便在访谈结束后迅速定位并整理重要内容。

以下与大家分享一个体验设计方法课程中学生的设计调研示例。

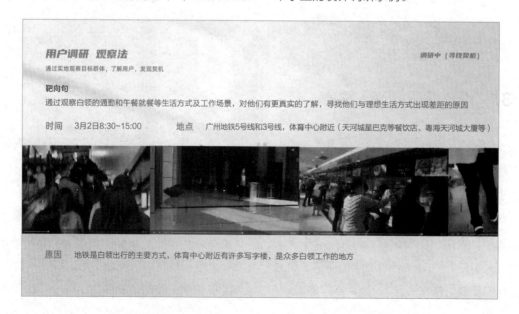

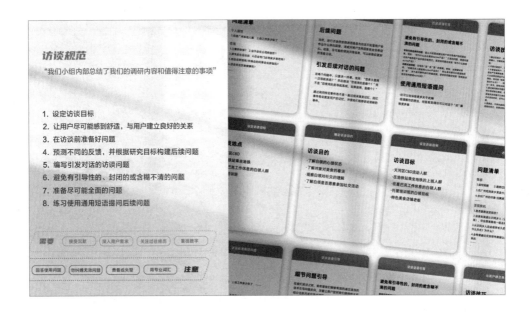

📖 复习与思考

常用的行为模型，除了本书中介绍的几种外，你还了解哪些？

第 4 章

倡导健康生活方式的
体验设计方法

原型开发与测试阶段

4.1　竞品分析与借鉴

竞品，简而言之，即为竞争对手的产品或那些值得我们学习与借鉴的产品。竞品收集则是指通过多样化的手段来获取这些可借鉴的产品信息。深入分析这些竞品，对于优化自身的产品设计至关重要。在设计的全过程中，竞品充当着不可或缺的参考角色。尤其针对那些与我们设计方案紧密相连的竞品，详尽的分析将为设计师带来诸多益处。竞品分析的核心目的有二：①通过剖析竞品的定位、内容架构等成功之处，可以从中汲取灵感，学习其特色，甚至直接借鉴其设计亮点；②针对竞品存在的不足之处，能够在设计过程中加以改进、规避，并提出更为创新的思路，从而催生出更多创新的可能性。

在进行竞品寻找与分析时，务必明确设计目标与初步方案。盲目、无目标的竞品搜索往往耗时且无效，甚至可能动摇我们的设计初衷，影响前期成果。当然，在设计初期，可能会通过搜索类似产品来明确或细化设计目标，但这更多属于头脑风暴的范畴，而非此处所指的原型开发阶段的竞品分析。因此，建议设计师在进入开发阶段前，应确立明确、经过论证的设计方向，以此作为筛选和分析竞品的准则。

竞品收集的核心在于紧扣目标用户的核心需求，广泛寻找能够满足这些需求的设计。以社交软件 App 为例，其核心需求在于满足人与人之间的沟通交流。因此，除了微信、WhatsApp、电子邮箱等常见的社交工具外，还应将微博、小红书、知乎、豆瓣等具有社交功能的 App 纳入竞品分析的范畴。那么，如何快速且有效地完成竞品收集呢？接下来，将为大家介绍八种实用的竞品收集方法。

4.1.1　竞品收集的八大方法

（1）在应用市场、专业网站、行业调查报告中寻找和收集竞品

在竞品收集的过程中，可以从多个渠道入手，确保能够全面而精准地找到目标竞品。①应用市场是软件分发的重要场所，无论是手机端还是计算机端，如 Google Play、App Store、Amazon App Store 等，都是寻找竞品的绝佳之地。这些平台汇集了海量的应用软件，为我们提供了丰富的选择。②专业网站也是寻找竞品的重要资源。以互联网行业为中心的网站，如 36Kr、知乎、AppAdvice、TechCrunch、Digg 等，汇聚了大量的行业资讯和专家见解，能够为我们提供深入的竞品分析和行业动态。③行业调查报告则是另一个重要的信息来源。这些报告通常由专业的市场研究机构发布，如艾瑞网、百度数据、Gartner 等，它们提供了丰富的行业数据和趋势分析，有助于更全面地了解竞品的市场表现和竞争态势。

通过这些途径，不仅能够找到现实当中可见且可用的竞品，还能对竞品进行初步的判断。分析市场上的评分、下载量、产品介绍、界面截图等信息，都能为我们提供有价值的参考，帮助我们更好地选择和分析竞品。这样，就能为后续的设计和开发工作打下坚实的基础。

（2）利用搜索引擎高效寻找竞品

主流搜索引擎如百度、谷歌、必应等，已经具备强大的搜索功能。在寻找竞品时，无须遍历所有搜索引擎，只需选择最主流的两三个进行搜索即可。如果在不同的搜索引擎中搜索到了相同的竞品，只需保留其中之一，避免重复。通过这种方式，可以依赖搜索引擎的大数据能力，快速找到大量相关的竞品，从而拓展竞品收集的广度。此外，搜索引擎通常会推荐一些与搜索关键词相关的结果，这对于设计者来说也是一个宝贵的资源。当我们在寻找竞品遇到困惑或缺乏头绪时，可以利用搜索引擎的推荐关键词功能，来发现更多可能的竞品或关键词。

（3）通过访谈潜在目标用户深入挖掘竞品

对产品的潜在用户进行访谈，是了解市场需求和竞品情况的有效途径。通过直接询问用户平时喜欢使用哪款产品，可以了解到市场上受欢迎的竞品。同时，可以进一步了解用户是否会使用其他替代品或其他解决方案，从而获得更多不同层面的竞品信息。用户访谈不仅可以帮助我们收集竞品，还能为产品设计提供宝贵的启发。例如，如果打算开发一款教育辅助类的 App，那么可以访谈教师、教务人员等专业人士，了解他们目前使用最多的产品，并听取他们对已有产品的使用体验和建议。这样，不仅能找到市场上的竞品，还能从用户的角度思考如何设计更符合用户需求的产品。以教学教育场景下的幻灯片演示软件为例，微软公司的 PowerPoint 和金山公司的 WPS 演示是两个常见的竞品。通过访谈用户，可以了解到这两款软件在市场上的表现和用户评价，从而为产品设计提供参考。

（4）思考核心功能的多样化实现

在竞品收集的过程中，不仅要关注与产品核心功能直接相关的竞品，还要思考这些核心功能是否可以通过其他方式实现。比如，可以考虑软件产品的相似品、实物产品或服务等方式。通过多维度地思考核心功能的实现方式，可以发现更多线上和线下的竞品，从而拓展设计思路。

（5）关键功能的延展探索

对于某些产品，其核心功能可能具有多个延展方向。以聊天交友类产品为例，可以将"聊天交友"这一核心功能延展为"聊天""交友"或"社交"等不同的方向。这样的延展不仅有助于我们找到更多方向的设计启发，还能够让我们更全面地了解市场上的竞品情况。通过这种方式，可以从重点功能入手，寻找更多可借鉴的产品。

（6）跨行业寻找解决方案

在设计过程中，不应局限于本行业内的竞品。相反，跨行业参考其他行业的产品设计思路，也是一种非常有效的方法。通过探索其他行业的解决方案，可以发现更多传统行业的竞品，并从中借鉴到宝贵的经验。毕竟，在互联网行业兴起之前，传统行业一直是市场的主流。他们往往积累了大量的用户痛点和需求解决方案，这些都是可以学习和借鉴的宝贵资源。在竞品参考中，不仅要关注产品的主要用途，还要关注竞品在其他行业中达成目的的方式，这将为我们带来全新的设计启发。

（7）通过产品过程与操作的碎片化寻找竞品

在这一步中，将产品的结构、使用过程、

操作等详细拆解，根据每一个碎片化的信息来寻找竞品。以教育教学软件为例，可以将软件的功能拆分为备课、授课、移动端助手等多个独立模块，并针对每个模块分别寻找竞品。这种方法有助于我们更全面地了解市场上类似产品的不同特点，从而丰富我们的竞品库。

（8）分析重要相关者需求，提炼关键词以收集关联竞品

通过深入分析重要相关者的需求，可以提取出更多的关键词，进而根据这些关键词

收集更多的竞品。以聊天交友 App 为例，除了聊天、交友、互动等核心功能外，用户可能还对产品的界面设计、视频聊天、语音聊天等功能有特定需求。通过深入挖掘这些需求并提炼关键词，可以更有针对性地收集竞品，从而更全面地了解市场上的竞争态势。

4.1.2　从用户体验五要素分析竞品

用户体验五要素包括战略层、范围层、结构层、框架层、表现层。本书讨论的产品可分为功能型产品和信息型产品。

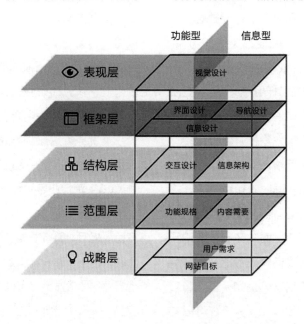

（1）战略层

无论是功能型产品还是信息型产品，战略层都包含两个主要视角。一是用户视角，即深入探索用户的核心需求（user need），理解他们期望从我们的产品中获得什么，并探究这些需求如何满足他们深层次的期望和目标。二是产品设计者的视角（企业视角），即我们自身对产品设定的期望和目标，也就是产品目标（product objective）。产品目

标可以是商业上的追求，也可以是其他形式的期望。

（2）范围层

在范围层，功能型产品主要转化为功能规格（functional specification），这是对产品所具备的功能组合的详细阐述。而信息型产品则主要表现为内容需求（content requirement），即对产品中各个内容元素的具体要求和描述。

（3）结构层

对于功能型产品，结构层进一步发展为交互设计（interaction design），这涉及定义系统如何响应用户的各种操作和请求。而对于信息型产品，结构层则体现为信息架构（information architecture），旨在通过合理安排和组织内容元素，促进用户对信息的理解和消化。

（4）框架层

框架层包含三个关键部分。无论是功能型还是信息型产品，都需要进行信息设计（information design），这是一种优化信息表达方式，是促进用户理解的手法。对于功能型产品，框架层还涵盖界面设计（interface design），即规划和安排用户与系统功能交互的界面元素。而对于信息型产品，这种界面设计则表现为导航设计（navigation design），即屏幕上元素的组合布局，使用户能够在信息架构中轻松导航。

（5）表现层

在表现层，无论是功能型产品还是信息型产品，共同关注的都是为最终产品创建出色的感知体验（sensory experience）。值得注意的是，在现实情境中，功能型产品和信息型产品很难严格区分这五个维度，它们之间的界限往往并不清晰。很多时候，难以确定某个用户体验问题究竟应该通过优化哪个维度来解决，是应该微调视觉设计，还是需要对基本的导航设计进行重构？此外，还有两个重要的因素会对最终的用户体验产生影响，那就是内容（content）和技术（technology）。

4.1.3 竞品借鉴与特色凸显

竞品借鉴是一个广泛而深入的过程，涵盖了创新思路、具体设计以及功能的借鉴。首先，可以审视竞品的创新方案，思考如何将其独特之处巧妙地融入自己的产品中，从而激发出新的创意火花。其次，借鉴竞品的设计元素，不仅可以提升产品的视觉美感，还能优化用户体验，使之更加符合用户的审美和使用习惯。在功能方面，学习竞品的优点，能够增强产品的功能和性能，使之在市场中更具竞争力。

在借鉴竞品的过程中，不能仅仅满足于复制其优点，更要深入反思自身产品的不足之处，并努力进行改进和完善。具体而言，需要关注以下几个方面。①深入了解用户需求，倾听用户的声音，通过用户反馈来不断优化产品。②优化产品设计，使之更加美观、易用，能够吸引更多用户的目光。③不断提升产品性能，确保用户在使用过程中能够获得流畅、稳定的体验，从而增强他们对产品的信任和认可。

下面，以一个具体案例来展示竞品借鉴在产品设计中的应用。在一个旨在改善个人饮食习惯的 App 设计项目中，设计团队充分运用了竞品借鉴的方法。他们借鉴了 App"Forest"在专注时长方面的设计思路，为用户提供一个有趣且有效的方式来培养健康饮食习惯。在概念层面，他们借鉴了 App"星球清洁"的虚拟星球意象，为用户营造了一个充满趣味和挑战的虚拟世界。在功能层面，他们学习了 App"Simple"的食物打卡和日常记录功能，以及 App"EMMO"的手账记录功能，为用户提供了丰富的记录方式，帮助他们更好地追踪和改善自己的饮食习惯。此外，在具体设计上，他们还吸收了 App"啫喱"的捏脸换装思路，为用户提供了个性化的角色定制体验，增加了产品的趣味性和互动性。通过这个案例，可以看到竞品借鉴在产品设计中的重要作用。通过借鉴竞品的优点并结合自身产品的特点，可以打造出更加优秀、更具竞争力的产品，为用户带来更好的体验。

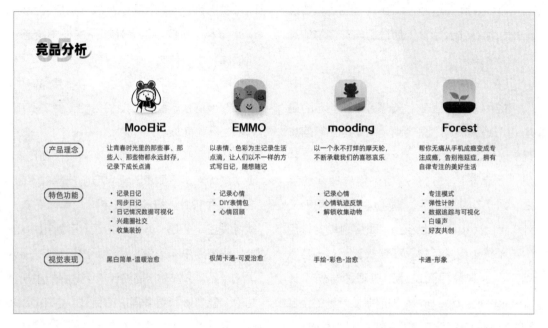

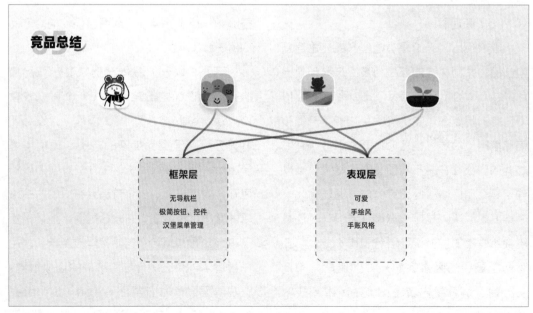

竞品分析

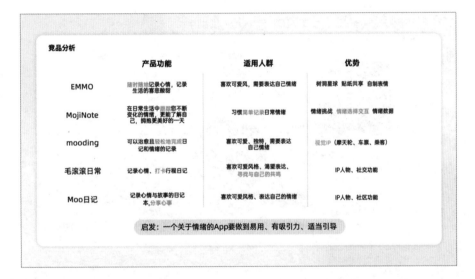

情绪记录类

竞品分析

	产品功能	适用人群	优势
EMMO	随时随地记录心情，记录生活的喜悲酸甜	喜欢可爱风，需要表达自己情绪	树洞星球 贴纸共享 自制表情
MojiNote	在日常生活中留意您不断变化的情绪，更能了解自己，拥抱更美好的一天	习惯简单记录日常情绪	情绪挑战 情绪选择交互 情绪数据
mooding	可以治愈且轻松地完成日记和情绪的记录	喜欢可爱、独特，需要表达自己情绪	视觉IP（摩天轮、车票、乘客）
毛滚滚日常	记录心情、打卡行程日记	喜欢可爱风格、渴望表达，寻找与自己的共鸣	IP人物、社交功能
Moo日记	记录心情与故事的日记本,分享心事	喜欢可爱风格、表达自己的情绪	IP人物、社区功能

启发：一个关于情绪的App要做到易用、有吸引力、适当引导

竞品分析

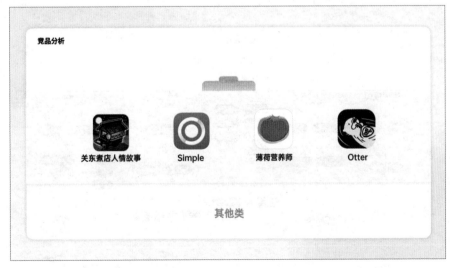

其他类

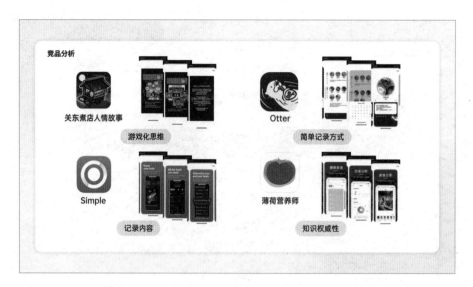

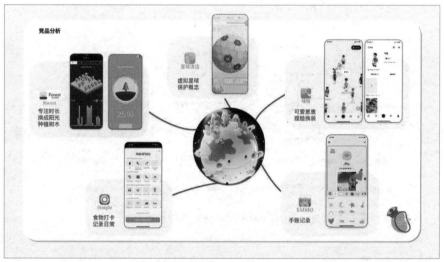

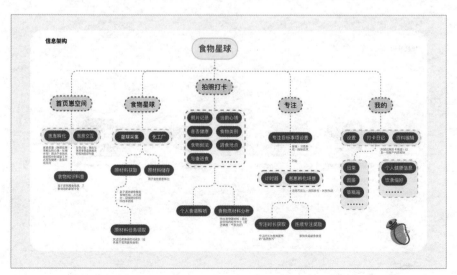

除了直接借鉴竞品的设计元素外，还可以通过竞品分析来凸显自己产品的独特性和优势。这不仅仅是简单地模仿或转化竞品的设计思路、功能和风格，更重要的是在理解竞品的基础上，发掘出未被充分关注的市场需求或设计空间，从而打造出具有创新性的产品。

在产品定位和设计之初，选择一条相对少有人涉足的"赛道"往往能带来更大的成功机会。这比单纯追求如何设计得更好更为关键。要在设计之初就对自己所处的领域有深入的认识，明确产品的定位和目标用户。

在这个过程中，竞品分析的作用不容忽视。下面，以一个具体的案例来说明如何通过竞品分析来指导产品设计。这是一个旨在通过讲述家乡美食故事来连接白领人群，打造线上和线下温暖社交"约饭"平台的设计项目。设计团队从白领、社交、"约饭"三个维度在各大应用商店中筛选出五个热门竞品，并深入分析它们的体验环境、市场状况、用户需求以及商业模式。这种更为宏观层面的竞品分析，有助于设计团队明确自己的设计方向，从而在众多竞品中脱颖而出。

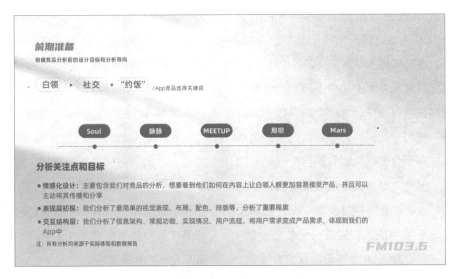

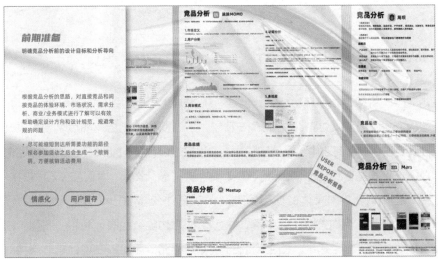

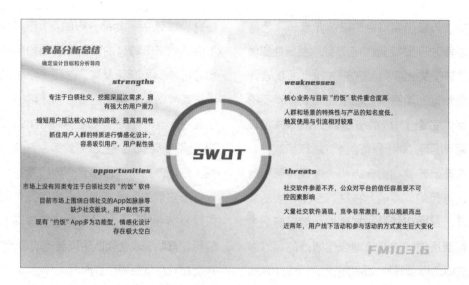

在此案例中，设计团队再次运用了SWOT分析方法来深入剖析市场状况。他们观察到，当前市场上专注于白领社交的App产品已经积累起庞大的用户基础，且情感化设计策略在吸引用户、增强用户黏性方面成效显著。然而，他们也注意到，这些产品的核心业务与现有的"约饭"软件存在较高的重合度，且用户群体和使用场景均具备较为独特的特点。在社交软件领域，设计团队发现用户对于平台的信任度是一个核心问题，这直接关系到用户的留存和活跃度。同时，

近年来陌生人社交软件如雨后春笋般涌现，市场竞争异常激烈，这对新产品的推出构成了不小的挑战。经过深入分析和讨论，设计组得出了明确的产品设计方向：他们计划打造一款专注于白领社交的"约饭"产品，通过强化情感化设计来凸显产品的独特魅力。同时，他们还将围绕职业领域，深入挖掘白领人群的独特社交方式，以此作为产品的核心竞争力。通过这样的设计策略，他们期望能够在激烈的市场竞争中脱颖而出，为用户带来全新的社交体验。

4.2 从功能到信息架构设计

在本节中，将探讨如何从功能设计推导出信息架构的设计。在此之前，先了解一下功能流程图的设计。在商业体验设计实践中，功能与业务往往是紧密相连的。因此，在设计过程中，首先需要针对具体的使用场景，详细梳理业务流程，明确关键业务内容，并进行模块划分。通过层层递进、由粗到细的

整理，可以得到功能结构图。

获得功能结构图后，便可以开始信息架构的设计。功能结构图主要强调的是产品能够"做什么"，而信息架构图则展示了产品"有什么"。很多时候，可以通过"动词"来构建功能结构图，利用"名词"来构建信息架构图。因此，在设计信息架构时，需要转

变视角，关注功能结构图中出现的名词。这些名词即为需要纳入的"信息"，是信息架构图的核心要素。简而言之，通过细致的功能流程分析，能够清晰地梳理出产品的"动词"与"名词"，进而构建出功能结构图和信息架构图，为产品的整体设计提供有力支撑。

4.2.1 功能流程的定义与设计

如前所述，功能结构图主要描绘了产品能够执行的各项操作（即动词）。在这个过程中，需对各个层级的功能进行逻辑上的梳理，确保其结构清晰、组织有序。这一步的重要性不言而喻，它直接关系到产品功能的完善性，以及核心功能的凸显程度，对后续的信息架构设计和产品开发具有深远的影响。因此，这不仅是产品设计中的关键一环，更是对设计师能力和经验的严峻考验。

功能结构图，顾名思义，就是根据功能的从属关系绘制而成的图表。每一个框格在图中都代表一个功能模块，这些模块的大小可根据实际需求灵活调整。最小的功能模块可以细化到程序中的每一个处理过程，而较大的模块则可能涵盖了完成某一任务所需的整组程序。用更通俗的话来说，功能结构图就像是一份功能模块的目录，清晰地列出了每个模块下所包含的具体功能。它主要关注功能之间的逻辑关系，而非具体的字段信息。这种图表在新产品、新功能的创意阶段，或是对竞品进行拆解、对已有产品进行整理时，都是非常有用的工具。

功能结构图的作用主要体现在以下几个方面：①在概念设计阶段，它能够帮助设计师系统地思考和梳理产品的功能构成，明确各项功能的主次关系；②通过绘制功能结构图，设计师可以更加全面地了解产品需求，确保每一个需求都能通过功能设计得到妥善回应；③这一过程也有助于设计师深入洞察和理解需求，形成对产品功能的清晰认识。

因此，无论是开始新产品、新功能的设计工作，还是对竞品进行分析，功能结构图都是一个不可或缺的工具和步骤。它能够帮助设计师获得全局视角，从整体到局部地思考产品功能及其之间的联系，为产品的成功开发奠定坚实基础。

在绘制功能结构图时，如何把握平衡是关键。主要功能模块的数量应适中，建议控制在 5~9 个，以避免信息过载导致主次不明。无论产品的复杂程度如何，都应能够提炼出最核心的几个部分，以明确工作重心，并清晰地传达给用户我们所能提供的关键产品与服务。对于经验丰富的设计师而言，通过观察主要功能模块，他们能够快速把握产品的整体调性、发展方向以及核心竞争领域。在层级上，建议将功能结构图的层级控制在 2~3 级，以确保信息的清晰和简洁。绘制功能结构图的过程，实际上是设计师思维从发散到收敛的转变。起初，可能只关注到较大的功能模块，但随着工作的深入，功能结构图会逐渐细化，直至能够具体到每一个功能操作。然而，需要注意的是，过度细化层级可能会导致信息过于琐碎，失去功能结构图从整体上描述功能体系的初衷。因此，建议将层级控制在 3 级以内，以确保功能结构图的有效性和实用性。

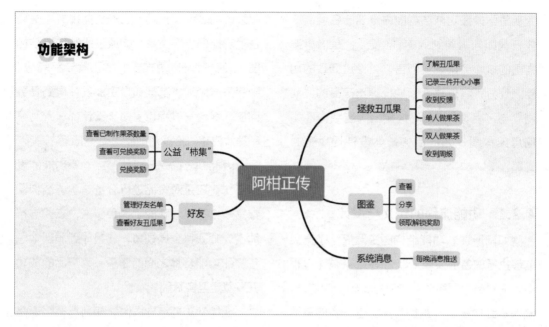

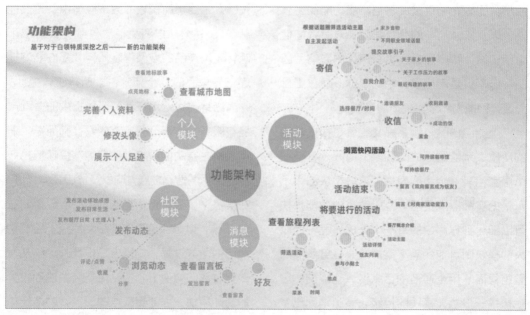

4.2.2　信息架构的定义与设计

信息架构，是对海量信息进行组织分类的重要工具，旨在将产品内的各类信息清晰展现。其输出的信息架构图，着重于呈现产品"拥有什么"的核心要素（即各类名称）。在我们身处的信息社会，信息爆炸的现象日益显著。互联网产品，无论是工具型还是内容型，本质上都是关于"信息"的载体。而信息，天生具有其内在的结构和逻辑。

信息结构图，便是将业务中的各类对象进行结构化梳理后的可视化表达，它帮助我们更好地理解信息的组织方式和逻辑关系，从而为产品的设计和开发提供有力的支撑。绘制信息结构图时，首先要明确其独立性和特殊性。它并不依赖于页面的布局和交互设计，而是从业务的角度出发，全面审视和展现整个信息体系。有些设计师可能会误以为页面结构就是信息层级的划分依据，这种理解是片面的，也是错误的。信息结构图应该是一个独立的工具，用于清晰地展现产品中的信息架构和逻辑关系。在实际应用中会发现，同一个对象的信息往往会分散在多个页面中呈现。以个人简历为例，招聘官在浏览招聘网站时，会看到候选人的姓名、性别、年龄、职位、工作时间等关键信息。这些信息不仅在候选人列表页中出现，还会在详情页、搜索结果页等多个页面中重复出现。这充分展示了信息的跨页面、跨功能特性。因此，在绘制信息结构图时，需要充分考虑到这一点，确保信息的完整性和一致性。

信息结构图与编程中的数据表结构设计有着异曲同工之妙，它们都旨在揭示数据的构成和逻辑关系，以满足不同功能模块的内容展示需求。如果说功能结构图是产品的功能骨架，那么信息结构图则是其数据灵魂。它帮助我们理解产品中的数据流动和交互方式，为后续的设计和开发提供有力的支持。功能再强大、交互再流畅的产品，如果缺乏足够的信息支撑，也难以满足用户的需求。没有足够的信息，功能就难以发挥应有的价值。因此，在产品设计过程中，需要充分重视信息的收集和整理工作，确保信息的准确性和完整性。那么，绘制信息结构图的意义何在呢？①它可以帮助我们更好地理解和把握产品中的信息架构和逻辑关系。通过信息

结构图，可以清晰地看到各个信息点之间的关联和层次关系，从而更好地进行信息组织和呈现。②信息结构图还可以提高工作效率和准确性。在产品设计过程中，需要不断进行信息的添加、修改和删除等操作。如果没有一个清晰的信息结构图作为参考，很容易陷入混乱和遗漏的困境中。而有了信息结构图，就可以更加有条不紊地进行工作，确保产品设计的完整性和准确性。③信息结构图还可以帮助我们更好地进行团队协作和沟通。在产品设计过程中，团队成员之间需要进行频繁的交流和协作。信息结构图作为一个清晰、直观的工具，可以帮助团队成员更好地理解产品中的信息架构和逻辑关系，从而更好地协同工作。④信息结构图还可以作为产品设计的文档之一，方便后续的产品维护和升级工作。

因此，对于设计师来说，绘制信息结构图是一项非常重要的工作。它不仅能够帮助我们理清思路、提高工作效率，还能够确保产品设计的完整性和准确性。在未来的产品设计中，应该更加重视信息结构图的绘制和应用工作，让它在产品设计中发挥更大的作用。

有了信息结构图作为设计的基石，在构思具体的页面布局、交互逻辑和功能实现时，就能够得心应手。这张图就像是一个导航图，引导我们深入剖析用户的使用场景，明确每个页面和交互所需要的信息点。通过对照信息结构图，可以更加高效地挑选出关键信息，进而构建出逻辑清晰、无遗漏的原型设计。这样，不仅能够保证产品方案设计的完整性，还能够提升设计的质量和效率。

信息结构图除了对设计师自身的工作具有极大的帮助外，还为开发人员在进行数据库表结构设计时提供了极大的便利。设计师主要关注的是业务中涉及的对象以及这些对象所包含的信息，而开发人员则更加注重实现方式，包括技术架构的搭建、数据表的布局、表结构的确定以及未来字段扩展的应对策略等。如果没有信息结构图，开发人员需要花费大量时间和精力从完整的产品方案中抽离出各个"对象"，再逐一列举出相关信息字段。在这个过程中，他们还需要根据数据表设计的要求，补充一些特定的字段，以确保数据表的完整性和准确性。这无疑增加了开发人员的工作负担，也可能导致设计过程中出现疏漏或错误。然而，有了信息结构图，开发人员的工作就变得轻松多了。他们可以通过这张图快速了解业务中涉及的对象以及

这些对象所包含的信息，无须再花费大量时间去抽离和整理。同时，信息结构图还能够为开发人员提供清晰的数据逻辑关系，帮助他们更好地设计数据表结构和字段关系。这样，开发人员不仅能够提高工作效率，还能够保证数据表设计的准确性和合理性。当然，也要明确一点，信息结构图对于开发人员的意义更多是一种附加价值。设计师在绘制信息结构图时，主要是出于自身工作的需要，而不是特意为开发人员考虑。开发人员本身在数据抽取和表结构设计方面就具备很高的专业素养和效率，他们能够根据产品方案中的需求和要求，独立完成数据表的设计工作。因此，不必过分强调信息结构图对开发人员的意义，而是应该更多地关注它在产品设计过程中的实际应用价值。

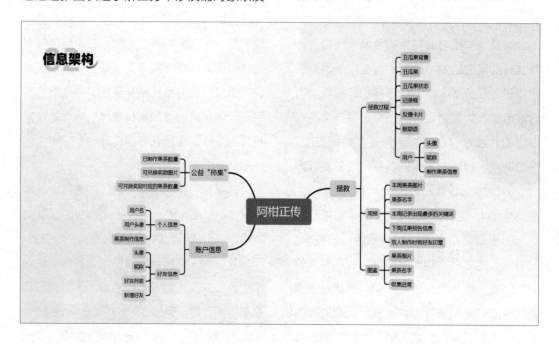

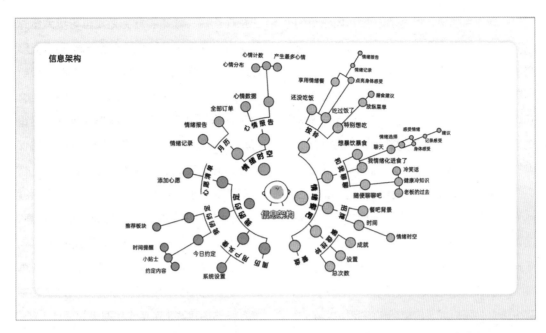

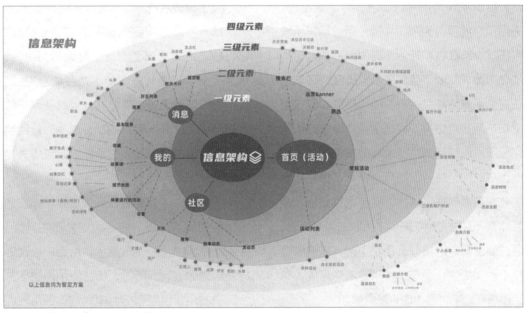

4.2.3 信息架构的构成

在《信息架构——超越 Web 设计》一书中，信息架构被赋予了多维度的深刻内涵。它不仅仅是对共享信息环境进行结构化设计的过程，更是实现信息有序、高效管理的关键所在。同时，信息架构作为数字、物理及跨渠道生态系统中组织、标签、搜索和导航系统的综合体现，确保了信息的连贯性与一致性，为用户带来了流畅的信息体验。此外，信息架构还融合了艺术与科学的精髓，旨在创造出色的信息产品与体验。它追求可用性、可寻性和可理解性的完美结合，使用户能够轻松获取所需信息，提高了信息利用的效率。

值得一提的是，信息架构代表了一个新兴的实践性科学群体，这个群体致力于将设计和建筑学的原理引入数字领域，推动信息环境的创新与优化。通过借鉴传统设计与建筑学的智慧，信息架构为数字世界注入了更多的创意与实用性。因此，信息架构绝非常见的简单导航菜单所能涵盖。尽管导航菜单作为信息架构的一种直观展现形式，常常被误认为是信息架构的全部，但实际上，信息架构的内涵远不止于此。它涵盖了组织、标签、导航和搜索四大核心系统，这些系统相互协作，共同构成了信息架构的完整框架。

组织系统负责将信息进行分类与整理，确保信息的层次清晰、结构分明；标签系统则通过精准命名和描述，帮助用户快速识别信息内容，降低了信息获取的难度；导航系统提供清晰的路径指引，使用户能够轻松浏览和访问所需信息，提升了用户体验的流畅性；搜索系统则通过智能化的搜索功能，帮助用户快速定位特定信息，提高了信息检索的效率和准确性。这四大系统相互支持、相互补充，共同为用户提供了优质的信息体验。通过信息架构的精心设计和实施，能够构建一个更加高效、便捷、易用的信息环境，满足用户在数字世界中的信息需求。

（1）组织系统

组织系统作为信息架构的基石，扮演着至关重要的角色，它奠定了信息架构的基础逻辑。该系统可以细分为组织方案与组织结构两大模块，共同构建起稳固的信息架构体系。

组织方案是产品信息的分类逻辑的核心。

它依据用户、场景和业务逻辑进行细致组织和定义，确保信息在产品中的归属清晰明了。在产品中，信息的归属涉及多个维度和标准，大致可划分为精确信息和模糊信息两大类。对于精确信息而言，可以按照明确的维度进行划分。这种精准的信息组织方式能够确保信息被分成定义明确且互不重叠的区域，使得信息的呈现更加有序，同时也方便了后续的设计与维护工作。通过这样的组织方案，能够有效地将海量的信息进行整合和分类，为用户提供清晰、高效的信息浏览体验。同时，这也为后续的标签系统、导航系统和搜索系统的构建奠定了坚实的基础。

（2）标签系统

标签系统是产品信息节点的命名核心，它以静态形式展现了产品信息架构的精髓，包含了文字和图片（图标）两种信息形式。在构建标签系统时，需要充分考虑到用户的认知习惯，以降低用户的学习成本为首要目标。在日常的设计工作中，标签系统应关注以下三个关键点。

①标签内容的准确性至关重要。标签必须精准地传达信息的内容，避免产生歧义。在设计过程中，要注意避免利用用户心理进行误导性的设计。同时，标签的用词也要符合用户的心智模型和行为模式，确保用户能够准确理解标签所代表的含义。

②在标签定义时，应优先选用行业通用的术语或图标。这有助于贴近用户的真实环境，降低用户的认知成本。对于B端产品中的专业术语，应尽量保持其原貌，避免随意更改。同时，也可以参考竞品的信息标签，学习其优秀的设计理念和表达方式。为了更

好地帮助用户理解标签，还可以在标签旁边添加注释，对英文缩写、容易引起歧义的指标或不易理解的标签进行说明。

③标签信息应追求简洁高效。在表达完整信息的同时，要注意控制标签的长度和复杂度，避免冗余和重复。例如，在菜单命名中，应尽量避免使用大量重复的信息，同时控制名称字数，确保内容不会被截断，从而降低用户的操作成本。

综上所述，一个优秀的标签系统应兼具准确性、通用性和简洁性。通过精心设计和不断优化，能够为用户提供一个清晰、易用的产品信息浏览体验。

（3）导航系统

导航系统是信息架构中至关重要的动态交互逻辑。它一方面扮演着用户位置指引的角色，清晰地展示用户当前所处的页面位置以及信息的层级关系，确保用户不会在产品中迷失方向；另一方面，导航系统实现了信息的动态链接，使用户能够在不同的层级结构中灵活穿梭，实现高效操作。

导航系统可细分为四大类别：全局导航、局部导航、情景式导航和辅助导航。

①全局导航是覆盖整个产品的导航形式，它通常镶嵌在系统的整体框架中，确保在所有页面中均可见且可操作。由于全局导航的普遍性和重要性，它主要聚焦于产品的核心、关键功能，以及部分即时功能，以满足用户的基本需求。例如，信息框架中的一、二级信息，或是消息通知、用户管理等即时且管理性强的内容，通常都会通过全局导航进行展示。

②局部导航是对全局导航的有力补充。

在复杂的产品中，局部导航显得尤为重要，它能够有效避免全局导航过于臃肿和复杂，有助于信息的有序展开和逐级深入。

③情景式导航，又称上下文导航，是基于当前场景或内容产生的信息链接关系。它常见于文章内的超链接、标题信息等，用户点击这些链接可以跳转到新的网页、下载文件或指定某个对象等。情景导航的灵活性在于它可以承载产品外部的内容链接，无须局限于本产品内部的信息。

④辅助导航包括网站地图、网站索引、网站指南等辅助性质的导航工具。它们为用户提供额外的导航选项，帮助用户更全面地了解产品信息，提升用户的浏览体验。

（4）搜索系统

搜索系统致力于解决大容量、高密度信息的精准定位问题，它涵盖了从全产品范围到当前列表的各类搜索需求，现已成为产品中的标配功能。即便在某些产品中，搜索功能的使用频率并不高，但其存在依然至关重要，以备用户不时之需。搜索系统在用户界面中可能表现为一个带有图标的输入框，甚至有时仅是一个图标，但背后的操作过程却是一个融合了多种状态的交互体验。这包括了输入前的准备状态、输入过程中的实时反馈以及搜索结果展示等多个环节。每个环节的精心设计都是为了确保用户能够高效、准确地找到所需信息，从而提供流畅、便捷的搜索体验。

以上就是信息架构的四大核心组成系统。信息架构的终极目标是助力用户更迅速、更高效地获取所需信息。在实际应用中，根据产品类型和用户群体的差异，可以灵活调整内容，以满足不同用户的需求。值得强调的是，衡量信息架构优劣的关键标准并非"完成整个流程所需的步骤数量"，而是"用户是否认为每一步都合乎逻辑且合理"，以及"当前步骤是否自然地承接了上一步的任务，保持了流畅的用户体验"。因此，在设计和优化信息架构时，应始终关注用户的感知和体验，确保每一步都符合用户的预期和习惯，从而为用户带来更加顺畅、愉悦的信息获取体验。

4.2.4　信息架构的影响因素

信息架构的构建旨在更好地服务于产品和用户，因此其影响因素主要来源于以下两个维度。

（1）从产品视角看

产品目标及定位是关键因素。不同类型的产品拥有各自独特的目标、定位以及用户群体，这些差异使得每款产品在细分领域形成了独特的竞争优势。这些差异不仅直接影响产品的整体设计和功能布局，还间接地塑造了产品的信息架构，确保信息能够精准地服务于产品的核心价值和用户需求。产品类型同样对信息架构产生深远影响。例如，B端产品和C端产品在产品类型、适配终端、产品目标等方面存在显著差异，这使得它们的信息架构呈现出明显的不同。B端产品通常更注重信息的专业性和深度，而C端产品则更注重信息的简洁性和易用性。产品复杂度也是一个不可忽视的影响因素。简单产品的信息架构往往更为直观和简洁，通过线性的组织结构即可有效地呈现核心业务信息。而复杂产品则需要运用多种组织结构方式，强化标签系统、导航系统以及搜索系统等关

键组件，以应对更为庞大和复杂的信息需求。例如，云类产品的标签系统不仅需要考虑整体的一致性，还需明确区分各个产品间的差异。同时，搜索功能也不限于产品功能本身，还会拓展到活动优惠、帮助文档等更多内容，为用户提供更为全面和深入的搜索体验。信息架构的设计需要综合考虑产品目标、定位、类型以及复杂度等多个因素，以确保信息能够高效、准确地服务于产品和用户。

（2）从用户视角看

产品在设计时不能仅围绕自身的产品目标进行，更应充分考虑用户的接受程度和实际需求。如果产品在设计过程中忽视了用户的需求，只是一味地追求高级功能和复杂的流程，而未能考虑用户是否真正需要这样的产品，那么最终将导致信息架构的无序扩张、内容杂乱无章、操作流程混乱，使产品陷入自我陶醉的境地。设计师需要尊重用户认知能力，用户之间的认知能力存在显著差异，因此信息架构需要针对目标用户群体进行定制化设计。所以，从用户视角出发，需要深入理解并尊重用户的需求和认知能力，确保信息架构的设计能够真正符合用户的期望和习惯，从而提升产品的用户体验和满意度。

4.2.5　信息架构的设计原则

信息架构实际上涵盖了组织体系、展示形式以及操作体验这三个核心环节。相应地，这三个环节也衍生出三个关键的设计原则。

（1）延展性原则

产品设计是一个不断演进和迭代的过程，因此，信息架构必须具备足够的兼容性和弹

性。它应能够灵活地适应多个层级的扩展或精简，确保在一定迭代周期内架构的稳定性。频繁变动的信息架构不仅会增加产品的研发成本，而且会提高用户的学习成本，从而损害用户体验。

（2）易学性原则

信息架构应建立在一套清晰、准确的分类标准之上，这不仅有助于指导后续架构的优化和迭代，而且能方便用户理解和学习。具体而言，易学性包括逻辑性和一致性两个方面。逻辑性体现在信息之间的关联关系上，确保用户能够准确、高效地完成信息链路。而一致性则体现在分类方式、分类结构等方面，有助于用户形成统一的认知，降低学习

成本。

（3）易用性原则

正如前文所述，信息架构的广度和深度直接影响到操作体验。因此，在设计信息架构时，需要注重其平衡性，避免过度从业务角度出发，导致一级导航菜单过多，影响用户的操作效率。应通过合理的层级设计、清晰的信息呈现以及便捷的操作流程，确保用户能够轻松、高效地使用产品。

延展性、易学性和易用性是信息架构设计中不可或缺的三个原则。它们共同构成了信息架构的基石，确保产品能够为用户提供稳定、清晰且高效的信息体验。

4.3 交互原型与设计亮点

原型是设计团队将创意转化为具象形态的实验性过程，这一转化过程涵盖了从纸质草图到数字模型的各个阶段。设计团队会构建多种保真度的原型，旨在精准捕捉设计概念并在用户中展开测试。通过原型，能够不断地改进并验证设计的有效性，确保品牌最终发布的产品能够精准满足市场需求。IDEO 公司的首席执行官兼总裁蒂姆·布朗曾深刻指出："原型使我们学会慢工出细活，同时也提升了我们的工作效率。通过投入时间将想法具象化为原型，我们能够规避一些代价高昂的错误，比如过早复杂化设计，或是长时间坚持一个并不成熟的想法。这样做不仅降低了风险，还为我们带来了更加稳健和高效的设计流程。"

4.3.1 交互原型的设计

原型设计是体验设计不可或缺的一环。在构思之后，当团队已创造出能够解决用户需求的想法时，原型设计便随之展开。其目的在于构建一个简易的实验模型，通过用户的反馈验证其是否符合他们的真实需求。从早期阶段开始，就应考虑构建原型，甚至可以是纸质原型，以便收集到的用户反馈能够指导后续的开发工作。

原型开发的优势显著：它为我们提供了一个坚实的基础，用于构思改进方案；它让所有利益相关者清晰地了解原型可能带来的潜在利益、风险和成本；它使我们能够尽早适应变化，避免陷入错误的单一理想版本，从而避免设计的局部最大值和后续的高昂代

价。通过向用户展示原型并收集反馈，能够确定哪些元素或变体效果最佳，哪些需要彻底修改。此外，原型还是试验用户需求和问题相关部分的工具，帮助我们洞察用户世界中的隐秘领域。

将原型呈现给利益相关者，不仅能让他们产生主人翁感，而且能培养他们对产品成功的情感投资。最重要的是，通过减少产品发布前需要纠正的错误，原型设计能够大大缩短上市时间。简而言之，原型是一种展示功能机制的实用方式。它带来了诸多高价值的好处：使产品从概念走向现实，解决设计挑战，促进想法的迭代发展，检测意想不到的场景，发现并解决可用性问题，以及作为演示的标准。

原型可分为低保真度与高保真度两种。保真度取决于产品的开发阶段，它反映了原型中包含的细节和功能水平。团队可以根据需要构建水平原型（展示整个系统或子系统的全景）或垂直原型（仅详细展示一个功能）。选择合适的保真度至关重要，以确保用户测试中的呈现能够引导他们给出有针对性的反馈。

（1）低保真度原型

低保真度原型，如纸质原型，是一种在设计过程中极为实用的工具，它具备一些显著的优点和不可避免的局限性。

低保真度原型的优点表现在多个方面。它制作快速且成本相对较低，使设计师和团队能够在短时间内以较小的投入快速构建出产品的大致框架。这种原型非常便于进行快速迭代和测试，因为修改和重新制作都非常简单，能够迅速适应设计思路的变化。此外，

低保真度原型提供了一个整体的产品视图，让团队成员能够快速理解设计的方向和框架，为后续的详细设计打下基础。最重要的是，低保真度原型鼓励了设计思维的自由发挥和创意的产生，因为它并不追求完美的细节，而是更注重功能和结构的展示。

然而，低保真度原型也存在一些明显的缺点。由于它缺乏真实感，用户可能难以对原型进行准确的反馈。他们可能无法完全理解产品的功能、交互和外观，导致提供的反馈与实际情况存在偏差。此外，低保真度原型难以直接应用早期版本的结果，因为后续的开发可能需要进行大量的修改和调整，以适应真实世界的需求。有时候，低保真度原型可能过于简化复杂问题，无法全面反映成品的用户体验和交互细节，这可能导致一些关键的设计问题被忽视。此外，缺乏交互性也是低保真度原型的一个问题，用户无法直接控制产品，难以模拟真实的使用场景，这可能会影响测试的准确性和有效性。

因此，在使用低保真度原型时，需要充分认识到其优缺点，并结合具体的设计需求进行选择和应用。在初期阶段，低保真度原型是一个很好的起点，能够帮助我们快速验证设计思路和可行性。然而，随着设计的深入，可能需要逐渐转向更高保真度的原型，以更准确地模拟产品的真实体验，并获取更准确的用户反馈。通过合理搭配不同保真度的原型，可以更好地平衡设计效率和准确性，推动产品的不断优化和完善。

（2）高保真度原型

高保真度原型，如通过Sketch或Adobe XD等软件精心打造的数字原型，在

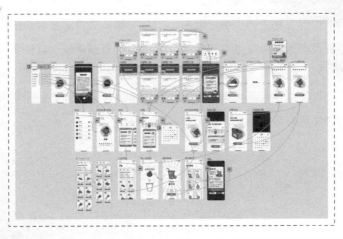

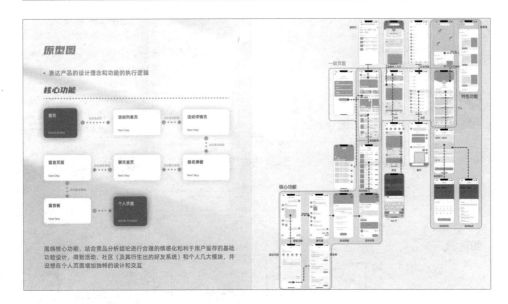

产品设计过程中扮演着至关重要的角色。

　　高保真度原型的最大优势在于其能够提供一个引人入胜的实现愿景。所有的利益相关者都能够清晰地看到产品未来的样子，进而判断其是否符合用户的需求，以及是否能解决他们面临的问题。由于高保真度原型更接近最终产品，测试的结果也更为准确和适用，使得团队能够更精确地预测用户是否能在市场上接受产品。

　　然而，高保真度原型也存在一些明显的缺点。其制作周期较长，成本相对较高，这在一定程度上增加了项目的投入。此外，由于原型的高度逼真，用户可能会过于关注表面的细节，而忽视了内容的本质。设计师在投入大量时间和精力完成高保真度原型后，可能会产生不愿轻易更改的心理，这可能会阻碍设计的迭代和优化。最重要的是，用户可能会将高保真度原型误认为是最终产品，从而产生偏见，影响对产品的真实评价。

　　在实际应用中，一些设计师会在低保真度原型和高保真度原型之间进一步细分出中保真度原型。中保真度原型具备基本的数字交互性或光滑的线框，而高保真度原型则更接近最终版本。交互性的中保真度原型在用户测试中通常能产生更有用的结果，因为它能更真实地模拟用户的使用场景。然而，需要注意的是，保真度是相对的。例如，一个具有基本交互的登录页面静态模型，相对于草绘的草图来说，其保真度明显要高。无论选择何种保真度的原型，都应始终牢记用户的需求，特别是要关注用户流。

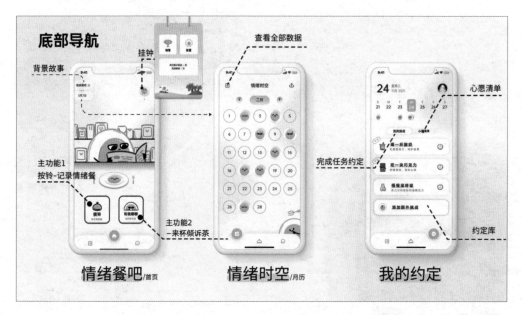

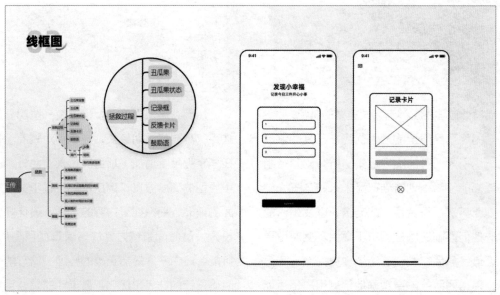

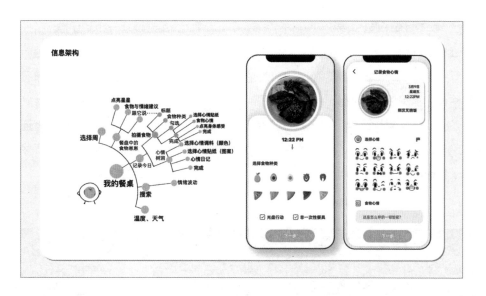

4.3.2 特色交互的设计

当设计方案已经满足基本功能需求时，鼓励在设计中融入一些与主题相契合的特色型交互元素。这些特色交互并非指具有颠覆性创新的交互方式，例如从按键到触屏这样的革命性变革，这对于同学们在学习阶段来说确实难以达到。然而，在现有基础上，可以围绕设计主题，寻找那些能够增加趣味性、带来惊喜并符合峰值体验原则的交互方式。这样的尝试将为设计增添更多特色和吸引力。

当然，在从事职业型交互设计时，比如政府、金融等领域的项目委托，往往更注重简洁与效率，可能并不特别强调特色和惊喜的交互方式。但在日常练习或接受其他更偏向创新和趣味性的设计委托时，应该积极尝试并探索这些特色交互的可能性。通过不断实践和尝试，可以逐渐提升自己在特色交互设计方面的能力，为未来的设计作品注入更多活力和创意。

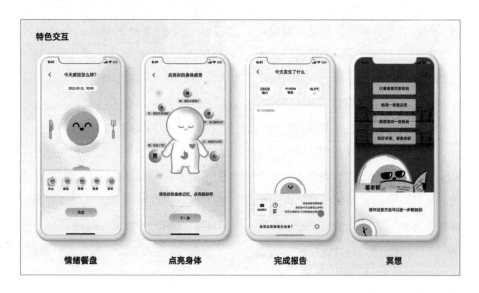

情绪餐盘　　　　点亮身体　　　　完成报告　　　　冥想

4.3.3　交互原型设计工具

交互原型设计，作为体验设计过程中的核心环节，扮演着至关重要的角色。同样地，如同体验设计领域的其他要素，市面上也涌现出众多交互原型制作工具，旨在助力设计师高效完成任务。

（1）Figma

Figma 无疑是一款备受推崇的一体化设计工具。它集线框设计、原型构建、用户界面（UI）设计以及协作、设计系统管理和开发人员移交等功能于一身，为设计师提供了一站式的解决方案。无论是初学者还是资深设计师，Figma 都能满足多样化需求，帮助我们在设计领域取得卓越成果。

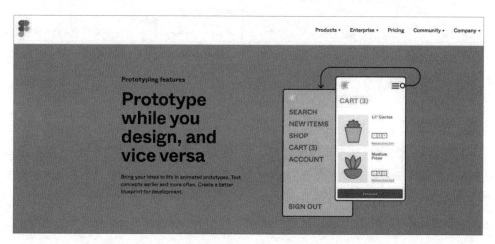

Figma 集合了线框设计、原型构建、用户界面设计以及协作等核心功能于一身。无论是需要快速构建线框图，还是希望打造高保真度的交互原型，Figma 都能提供强大的支持。Figma 的用户群体极为广泛。其用户友好的界面设计，使得即使没有任何编码知识的新手也能轻松上手，快速创建出令人满意的原型作品。Figma 特别适合那些追求快速且轻松创建交互性中保真度原型的用户。无论是个人设计师，还是大型设计团队的一员，Figma 都能帮助其高效地完成原型设计任务。Figma 支持在 MacOS 和 Windows 操作系统上运行，同时也提供浏览器内的版本，无论你身处何地，都能随时随地进行设计。Figma 将复杂的原型设计过程简化为直观易用的操作。通过其强大的构建器功能，设计师可以轻松地将静态设计文件转化为交互式原型，无须编写任何代码。只需简单地连接各个 UI 元素，并设置所需的交互和动画效果，即可快速生成生动的原型。此外，还可以使用 Figma 的移动应用程序（适用于 iOS 和 Android）在移动设备上查看原型效果，或者分享链接给团队成员或客户让其在浏览器中查看。

（2）Adobe XD

Adobe XD 是一款卓越的基于矢量设计的工具，它无疑是协作设计和原型制作的理想之选。这款软件整合了众多强大且实用的功能，让设计师能够在同一平台上轻松完成从线框图到完整原型的整个设计流程。

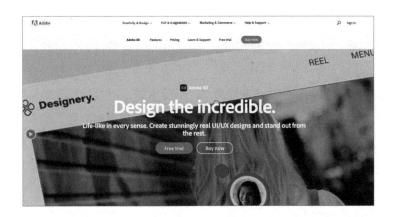

在功能层面，Adobe XD 表现得尤为出色。它支持线框设计、原型构建、用户界面设计以及团队协作等多项核心功能，满足了设计师在不同设计阶段的多样化需求。无论是需要快速构建线框图，还是打造高保真度的交互原型，Adobe XD 都能轻松应对，为设计师提供强大的支持。无论是初学者还是资深设计师，都能轻松上手 Adobe XD。其直观且易用的界面设计，让设计师能够专注于创意的实现，而无须为烦琐的技术细节所困扰。无须任何编码知识，设计师便能快速掌握 Adobe XD 的各项功能，并将其应用于实际的设计工作中。对于那些希望在一个工具中完成静态设计并将其转化为交互式原型的用户来说，Adobe XD 无疑是最佳选择。无论是为网站还是应用程序设计，它都能帮助设计师实现从设计到原型的转换过程，为

项目的顺利进行提供有力保障。在作为原型工具方面，Adobe XD 的工作原理简单且直观。它提供了设计模式和原型模式两种工作模式，让设计师能够根据需要灵活切换。在设计模式中，设计师可以自由地创建静态设计，并向画板添加各种元素；而在切换到原型模式后，设计师则可以在画板之间绘制交互式链接，模拟网站或应用程序的交互流程，为项目的进一步完善提供有力支持。总体来说，Adobe XD 是一款强大且灵活的原型工具，无论是个人设计师还是设计团队的一员，它都能提供高效、便捷的设计和原型制作体验。

（3）Sketch

作为一体化数字设计平台，Sketch 集静态设计、原型制作及开发人员交接等功能于一身，助力设计师高效完成设计全流程。

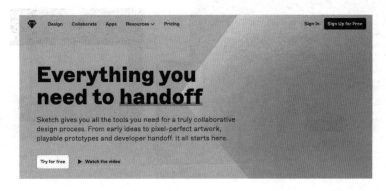

功能方面，Sketch 提供了线框设计、原型制作、用户界面设计以及协作等核心功能，满足了设计师在日常工作中的多样化需求。Sketch 的用户群体广泛，其简洁直观的界面设计尤其适合初学者上手。但需要注意的是，Sketch 在轻型原型制作方面表现出色，设计师可以轻松地在平台上完成原型的创建与调整。作为原型工具，Sketch 的工作原理简洁明了。设计师首先利用 Sketch 灵活的矢量编辑工具在画布上创建静态设计。随后，通过原型制作功能，设计师可以预览设计效果，并通过动画交互在画板间自由导航。

在 Sketch 中，将静态屏幕转化为交互式原型的最快方式是添加画板间的链接。此外，设计师还可以通过添加热点、固定元素位置以及设置起始点等方式，对原型进行微调，使其更加符合实际使用场景。

除了以上常用的原型软件外，还有 Framer、ProtoPie、Proto.io、Fluid UI、Marvel、UXPin 等。

（4）Framer

Framer 是一款功能强大的原型制作工具，它兼具免费的应用程序与网站版本，为用户提供了快速创建逼真且高保真设计与动画的便利。借助 Framer，只需通过简单的拖放操作，即可将预先制作的交互式组件组合起来，并轻松构建出各种动画和过渡效果，从而打造出交互式的原型作品。更为出色的是，Framer 能够根据设计生成基于代码的原型，这些原型在行为和感觉上都与真实的应用程序或网站无异。这使得能够在开发之前，就能预览和测试产品的实际表现，从而大大提升设计的可靠性和实用性。同时，Framer 还提供了完全可定制的交互组件，让原型更加符合实际使用场景。此外，内置的分页、滚动和导航工具，也使得原型的构建变得更加简单高效。更令人惊喜的是，Framer 还支持创建令人惊叹的运动过渡效果。只需设置过渡的起点和终点，Framer 便能自动计算出层级的移动路径，并按照新的样式和位置进行动画制作。这使得原型在展示时能够呈现出更加流畅和自然的过渡效果，提升了用户的体验感受。总而言之，Framer 凭借其丰富的组件库和用户友好的拖放功能，为设计师提供了快速、高保真的原型制作体验。

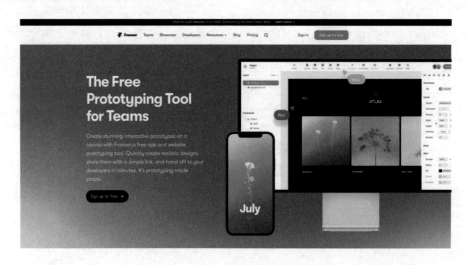

（5）ProtoPie

ProtoPie，作为一款灵活且功能强大的原型工具，因其直观易用的界面和近乎零学习成本的特性，深受设计界的赞誉。但是它专注于原型制作，因此，在开始使用 ProtoPie 之前，需要从其他工具中导入已有的静态设计。为方便用户操作，ProtoPie 提供了与 Figma、Adobe XD 以及 Sketch 等流行设计工具的插件，使得导入过程变得简单快捷。

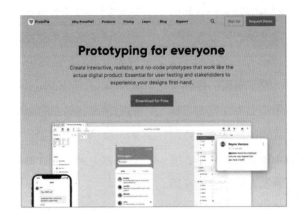

（6）Proto.io

Proto.io 是一款便捷的基于浏览器的原型设计工具，它拥有直观易用的拖放界面，以及丰富的现成模板和组件供选择。与其他原型制作工具相似，利用 Proto.io 可以迅速搭建出基础的低保真度原型，并随后升级到更为逼真的高保真度原型。如果设计师希望从零开始创建低保真度的线框图，只需先选定设计所需的设备或屏幕尺寸，随后从庞大的 UI 库中挑选并添加基本的 UI 元素即可。此外，Proto.io 还支持从 Sketch、Adobe XD、Figma 和 Photoshop 等设计软件中导入已有的线框图，节省大量时间。完成后，设计师可以在预览模式下查看原型效果，通过 Proto.io 的移动应用程序下载并测试，甚至通过公共 URL 与他人共享。Proto.io 为原型设计提供了全方位的支持，让创意得以完美呈现。

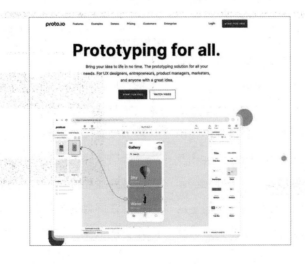

（7）Fluid UI

Fluid UI 是一款注重高效与便捷的原型设计工具，它配备了丰富的组件库、简洁的动画效果以及实时协作功能。在这个原型工具不断进化的时代，Fluid UI 平台以其出众的速度优势脱颖而出。借助内置的材料设计、iOS 和 Windows 库，设计师们可以在极短的时间内，利用超过 2000 个现成的组件，迅速构建出所需的原型。除了丰富的组件资源外，Fluid UI 还支持用户上传现有的设计资源，让原型更加贴合实际项目需求。其用户友好的链接系统使得添加鼠标和触摸手势变得轻而易举，同时还可以为原型添加独特的动画效果，以生动展示网站或应用程序的交互流程。另外，Fluid UI 还提供了众多便捷的协作与反馈功能，助力团队之间的无缝沟通。实时视频通话功能让团队成员能够即时讨论原型设计，共同解决问题；视频演示功能则可以轻松向他人展示原型效果；而内置的评论系统则让团队成员能够随时为原型提供宝贵的反馈意见，促进设计的不断优化。总体来说，Fluid UI 以其出色的速度、丰富的组件库、简洁的动画以及强大的协作功能，为设计师们提供了一个高效、便捷的原型设计平台，帮助设计师们轻松打造出色的交互体验。

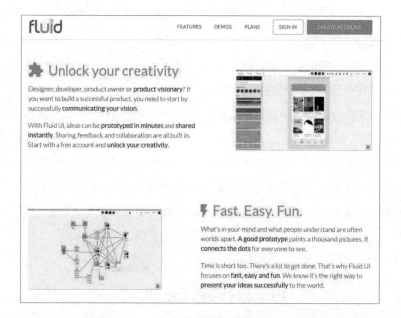

（8）Marvel

Marvel，作为数字设计师的得力助手，凭借其高效的原型制作、测试与移交功能，赢得了诺基亚、Monzo、BuzzFeed 及 Deliveroo 等众多企业的青睐。在 Marvel 中制作原型，设计师既可以导入在其他平台创建的静态设计，也可利用预制的元素与图标，从零开始构建线框。此外，Marvel 还提供了草图插件，轻松同步草图文件。Marvel 的原型制作工具简洁易用。在编辑器中，设计师可以轻松创建热点链接——这些交互式区域叠加在设计上，使用户能够通过点击或触摸在屏幕间流畅切换。也可以为原型添加丰富的效果、过渡及手势，增强交互体验。

预览原型同样简单快捷。关闭编辑器后，只需在项目视图中点击"Play"，即可进入游戏模式。在这里，设计师可以像在操作真实产品一样，点击并与原型互动。一旦对原型满意，Marvel 还提供了便捷的分享功能，轻松获取反馈，并将原型呈现给真实用户进行测试。总之，Marvel 以其易用性、高效性和实用性，为数字设计师提供了一个强大的原型制作平台，帮助设计师轻松打造出色的交互体验，赢得市场与用户的认可。

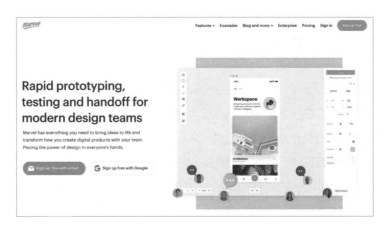

（9）UXPin

UXPin 作为一个强大而全面的端到端设计平台，以其卓越的原型制作能力而脱颖而出。在打造高保真、高度逼真的原型方面，它无疑是市场上的佼佼者之一。使用 UXPin 时，设计师可以灵活选择从头开始创建原型，或者便捷地从 Sketch、Photoshop 中导入现有设计，甚至直接导入静态的 PNG 或 JPG 文件。在此基础上，设计师可以绘制可点击的热点区域，为原型增添丰富的交互性，还可以插入预设的元素，构建复杂的交互效果，如按钮悬停状态、可扩展菜单以及条件导航流等。

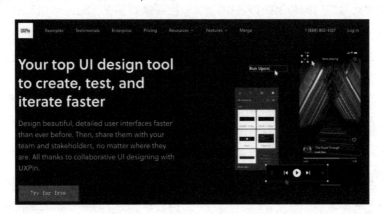

如何在众多原型工具中进行选择呢？这确实是一个值得深思的问题。有些原型开发工具如 Fluid UI 和 Proto.io，它们专注于原型制作，功能集中且高效。而另一些工具则更为全面，它们作为端到端的设计工具，涵盖了从静态线框设计到开发移交的全过程，为设计师提供了更为完整的解决方案。此外，原型工具的运行平台也是一个需要考虑的因素。设计师需要根据自己使用的计算机和操作系统的类型来选择合适的工具。使用原型工具的人数、项目的规模、线框的理想保真度以及团队的预算等，这些因素将直接影响选择哪种原型工具。

4.4 调性确定与界面设计

优秀的应用程序的界面设计的核心法则涵盖了众多关键要素，旨在创造出更加出色的用户界面。首先，保持设计的一致性是关键，确保应用程序的界面设计在各个界面和元素之间保持统一，提供流畅的用户体验。其次，构建逻辑结构也是至关重要的，通过深入了解用户需求和行为，合理构建界面，使用户能够轻松找到所需功能并完成操作。

利用熟悉的界面元素能够降低学习成本，提高应用程序的易用性。精选视觉元素也是关键，通过合理的色彩搭配、图标设计和排版，营造出符合应用程序特性的视觉氛围。有目的性的页面布局能够引导用户顺利完成操作，确保界面元素的排列和组织符合用户的预期。

战略性地运用色彩与纹理，可以营造出独特的氛围和风格，增强用户的感知和体验。提供充分的上下文信息，帮助用户更好地理解当前的操作和状态，确保每个界面元素都有明确的标签和说明。及时反馈用户操作也是增强用户体验的关键，通过明确的反馈帮助用户确认操作完成。

在设计用户界面时，还需要考虑用户技能水平，兼顾不同用户的需求，提供简洁明了的界面和易于理解的操作方式。同时，最小化认知负荷也至关重要，通过简化设计、减少冗余信息等方式降低用户的心理负担。

此外，还有一些补充法则值得设计师关注。坚持每个屏幕只有一个主要动作，突出主要任务，提高应用程序效率。利用排版创建视觉层次，帮助用户快速定位关键信息。使用有意义的手势操作，符合用户习惯，提高应用程序的易用性。让操作可逆，增加用户的自信心和安全感。保持系统状态透明，实时显示应用程序运行情况，让用户随时掌握状态。

遵循这些法则，设计师能够创造出更加优秀的应用程序界面设计，提升用户体验，增强应用程序的吸引力和竞争力。同时，设计师需要关注行业动态和用户反馈，持续改进和优化设计，以适应不断变化的市场需求和用户期望。通过综合应用这些法则，可以打造出令人满意的用户界面，提升应用程序的整体质量和用户满意度。

4.4.1 形成与定位相符的产品调性

调性（tonality）一词来源于音乐理论，指的是在音乐作品中的音高的排列和组织方式。调性是音乐创作中不可忽略的一部分，好的调性，会让音乐作品更有助于表达创作者的情感，在风格和结构上也有助于听者理解创作者所要抒发的内容。"调性"一词也被挪用到很多其他场景，例如可以形容一个人的穿着很有调性，或者某个餐厅很有调性，逐渐引申出某物的独特感的含义。与可以明显识别的"风格"（例如极简风）不同，调性除了在外在的呈现系统上有可以被识别的特点外，它还在感觉和情感上给人留下印象，使人产生超越视觉的情感共鸣。

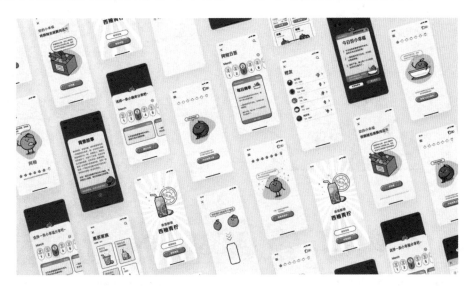

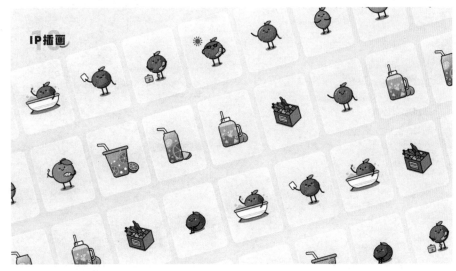

当谈到设计产品的调性时，设计师需要在产品的视觉风格之上，仔细考虑作品对于使用者的情感"体验"层面的作用和影响。尤其在本书提到的与健康相关的 App 类产品中，由于使用的日常性，所设计的产品在功能之外，如何能够作为一款日常存在于使用者身边的产品，使得产品和使用者更加紧密，这对设计师提出了更高的要求。本小节尝试列出在设计界面时，设计师可以遵循的规则，帮助设计师尽可能地贴近用户。这些规则具有一定的普适性，设计师在应对具体产品上，还应该就调性层面，注意选用或添加适合的其他设计原则，因此建议在进入界面设计阶段时，团队成员可以就界面的内容进行讨论，首先就设计围绕的"调性关键词"进行商议和决定，再开始着手实现，这一步也可以通过情绪板进行。

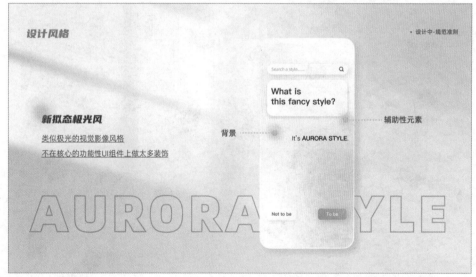

（1）构建情绪板

在体验设计进入界面部分时，情绪板可以作为调性探索的重要工具。它为我们提供了一种直观而富有创造力的方式，用以收集、整理和表达我们的项目想法与灵感。究竟什么是情绪板？又该如何制作呢？接下来，将深入探讨如何制作情绪板，并分享一些实用的技巧和窍门。

首先来明确一下情绪板的定义。情绪板，顾名思义，是一种通过图像排列来传达特定情感或氛围的工具。它可以包含各种类型的素材，如照片、画作、纺织品等，只要这些

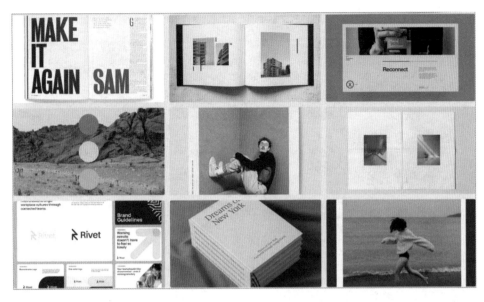

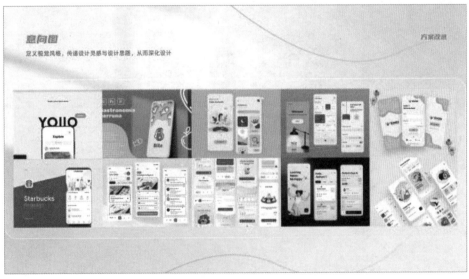

素材能够传达出项目所需的氛围或感觉即可。情绪板在多个创意领域都有广泛的应用，如电影、时尚、建筑和设计等。在电影制作中，情绪板可能包含一系列与电影氛围相符的照片，为导演和摄影师提供视觉参考；在时尚界，设计师可以通过情绪板展示服装的色彩、质地和风格；在建筑设计中，情绪板则有助于建筑师更好地传达建筑的整体风格和氛围。

如何创建一个有效的情绪板呢？首先，需要明确项目的主题和目标。其次，收集与项目相关的各种图像素材，并将它们按照情感或氛围进行分类。在挑选素材时，要注意选择那些能够准确传达项目理念的图像。最后，将这些图像整理到一个视觉呈现板上，形成一个清晰、直观的情绪板。

情绪板的价值在于它能够提供一种高效的沟通方式。通过情绪板，创意人员可以更加直观地展示他们的想法和愿景，减少语言

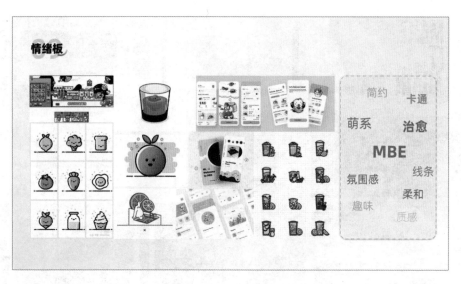

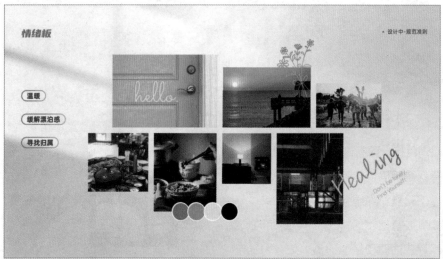

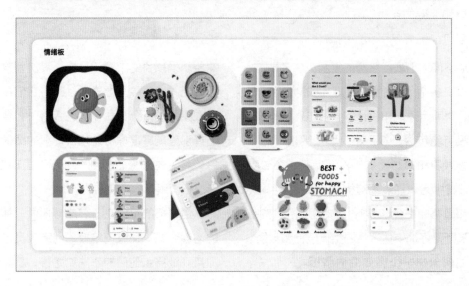

沟通中的误解和歧义。同时，情绪板也有助于激发团队的创意灵感，促进团队成员之间的合作与交流。总之，情绪板是一个强大而实用的创意工具，使用情绪板能够提升项目质量和团队合作效率。通过不断实践和优化，能够制作出更加精准、有效的情绪板，为界面设计增添更多亮点和动力。

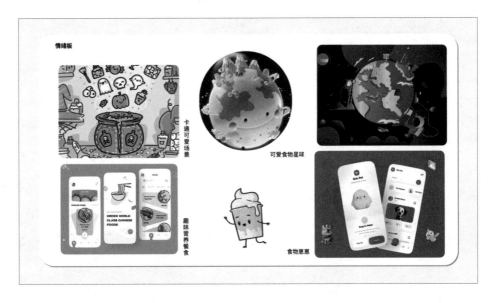

制作情绪板，可以分为以下几个步骤。

①明确目标。要制作一块合格的情绪板，首要步骤就是明确情绪板的用途。深入思考并回答以下问题：你想要通过情绪板传达什么样的故事或情感？这样的思考将帮助你在海量的照片、插图和其他元素中筛选出最符合主题和氛围的素材。同时，不同领域的创意项目可能需要不同类型的情绪板。当课题与健康设计，例如与饮食、健身等主题相关，且以 App 为创作媒介时，情绪板都与这一主题和媒介相契合，这样才能更好地展现创意和理念。明确目标的重要性不言而喻，它为整个创作过程提供了清晰的方向和指引。有了明确的目标，就能确保所有的努力都聚焦于实现特定的创作效果。

②集思广益。一旦明确了项目的方向和目标，接下来就可以开始集思广益了。可以用最简单的纸笔，写下与项目相关的所有词汇，这些词汇可能涵盖颜色、情感、物体、形状、纹理等方面，它们都是与想要实现的目标紧密相关的元素。这个过程将为后续的灵感搜索打下坚实的基础。

③搜集素材。接下来，就是搜集视觉素材的阶段了。这包括寻找与项目主题相符的图像、文本、引语、视频等元素。在搜索过程中，需要注意这些元素之间的搭配和互动，确保它们能够共同传达出想要表达的整体氛围和感觉。利用团队之前整理的关键词列表进行搜索，会大大提高搜索效率。同时，对于一些更抽象的概念，如"幸福"等，通过视觉素材的展现，可以让创意更加具体和生动。在搜集素材的过程中，不要害怕尝试和探索。有时候，一些看似与主题不相关的元素，却能为创作带来意想不到的灵感和突

破。因此，保持开放的心态和敏锐的洞察力，是制作一块成功的情绪板的关键。在寻找视觉材料时，杂志、摄影师作品集、博客文章、花瓣网、Behance、Pinterest 和 Instagram 等平台都是非常好的资源，它们提供了丰富多样的创意灵感。

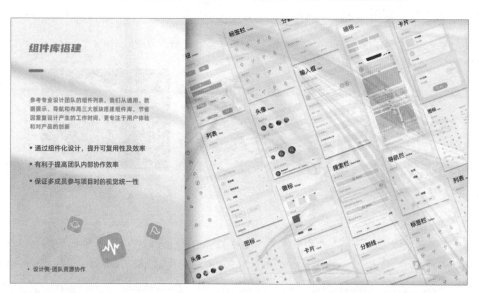

④精心打造情绪板。当搜集到所有必要的视觉效果后，接下来就是将它们整合成一个逻辑清晰、视觉呈现出色的情绪板。尽管传统的物理情绪板有其独特之处，但数字情绪板在效率和组织性方面拥有诸多优势。利用 Canva、StudioBinder 等在线工具，可以轻松创建出美观而实用的数字情绪板。

在创建过程中，可以参考一些成功的情绪板案例，从中汲取节奏运用和布局方面的灵感。将相似的视觉效果进行归类，并按照最能体现项目目标的方式进行排列。这也是一个尝试不同布局风格的好机会，通过对比找到最适合的呈现方式。注意，情绪板应该是灵活可变的，如果某个元素效果不佳，不要害怕重新调整或从头开始。例如，可以尝试将相似的视觉效果以模块化的方式组合在一起，或者采用网格布局来展示多样化的视觉元素。另外，按照时间线或色彩主题来排列视觉效果，也是一种能够凸显项目整体愿景的有效方式。

⑤完善并分享情绪板。当情绪板在各个方面都达到预期效果时，就可以进行最后的完善了。将其导出为可分享的格式，让其他人也能欣赏到独特的创意愿景。与其他成员分享，或者与其他项目组的成员一起探讨，从中获取更多的灵感和反馈。情绪板不仅是一个表达和交流创意的工具，更是项目团队成员之间协作和沟通的桥梁。通过分享情绪板，可以更好地将想法和理念传达给团队成员，共同推动项目的进展。

（2）制作界面原型

①捕获用户界面（UI）设计灵感。想要寻找 UI 设计的灵感，不妨尝试浏览 Figma 或者其他交流平台上已有的项目。这个平台已经成为专业设计师们完成各种规模项目的首选工具。同时，Behance 和 Dribbble 也

是探寻 UI 设计灵感的绝佳资源。在这些平台上，可以发现许多优秀的 UI 设计作品，它们都是由那些热衷于分享自己设计才华的人才所创作的。因此，可以从中汲取丰富的设计思路和创意，为自己的 UI 设计注入新的灵感和活力。笔者也建议体验设计或者其他想要学习设计的读者，可以逐渐积累和建立自己的"设计知识 / 经验库"，一方面可以将自己平时阅读到的好的设计知识、素材进行收集和积累，另一方面经常总结自己在做设计过程中的心得体会，进行及时记录、分析、总结，甚至分享，这都是宝贵的成长财富。笔者的一位学生在本科期间就养成了良好的记录积累的习惯，其石墨文档软件里的设计类知识和经验积累超过了数十万字。有趣的是，在他进行国内某著名"大厂"面试时，这个个人宝库引起了面试官的极大兴趣，也成为体现他个人的设计学习素养，最终进入"大厂"工作的一大助力。

②构建 UI 设计想法。最好的构建 UI 的方法就是开始行动和试验。例如可以通过试验 Figma 模板和 UI 工具包中的组件来完成 UI 设计的想法。当周围都是有助于你的创造力的有用资源时，没有什么比亲自动手测试不同的 UI 元素更好的了。关于 UI 设计的具体原则和案例，有许多专业的书籍和资源，建议希望从事 UI 设计的同学深入学习，本书中只列出最为常见的六大界面设计原则：结构原则、简单性原则、可见性原则、反馈原则、容差原则以及重用原则。

a. 结构原则。设计应当以清晰一致的模型为基础，有目的地组织用户界面，使其以有意义和实用的方式呈现。这些模型对用户而言应是显而易见的，能够将相关元素归类，区分不相关元素，并确保相似元素之间的连贯性。结构原则与整体用户界面的架构紧密相连。

b. 简单性原则。设计应简化常见任务的操作流程，使用用户易于理解的语言进行清晰、简洁的沟通，并为复杂过程提供有意义的快捷方式。

c. 可见性原则。设计应确保用户在执行特定任务时所需的所有选项和材料均清晰可见，同时避免无关或多余信息对用户注意力的分散。优秀的设计不会让用户感到困惑或迷失在大量的信息之中。

d. 反馈原则。设计应通过清晰、简洁和明确的语言，及时向用户传达与他们相关的动作、状态变化、错误或异常情况，以便用户能够了解当前的操作状态。

e. 容差原则。设计应具备灵活性和包容性，通过允许撤销和重做操作来降低错误和误用的成本。同时，设计应能够解释和适应各种合理的输入及序列，以最大限度地减少错误的发生。

f. 重用原则。设计应重用内部和外部的组件及行为，保持与整体目的的一致性，而非仅仅追求形式上的统一。这将有助于减少用户在学习和记忆新操作时所需的努力。

③发现 UI 的设计趋势。在探索 UI 设计的创新趋势时，要经常深入 Dribbble 等网站进行项目研究。这些数字平台汇聚了众多顶尖 UI 设计师的杰出作品，他们的创造力在其中得到了充分展现。为了紧跟 UI 设计的最新动态，需要积极利用社交平台与前沿一线设计师们建立联系，关注他们的分享，从而获

取第一手的设计资讯和灵感。此外，Figma 社区、阿里平台等也为设计师交流思想、分享经验提供了重要场所，聚集了众多志同道合的设计师，鼓励读者朋友们积极进入设计的讨论平台，共同学习、共同进步。

4.4.2 打造精彩界面

设计出美观又精彩的界面已成为网页设计师和开发者的一项关键技能。一个精彩且实用的用户界面不仅能愉悦用户，更能推动用户的参与度、提升转化率，并促进整体业务的成功。那么，怎样的用户界面设计才能被称为"精彩"？如何在提升可用性的同时，创造出令人赞叹的视觉效果？

要打造既美观又实用的用户界面，必须遵循一些核心原则。通过建立视觉层次、运用留白、颜色选择、排版和图像等，设计师可以设计出连贯且令人满意的界面。在本部分，将逐一解析这些原则，并提供有效的应用技巧和实例。

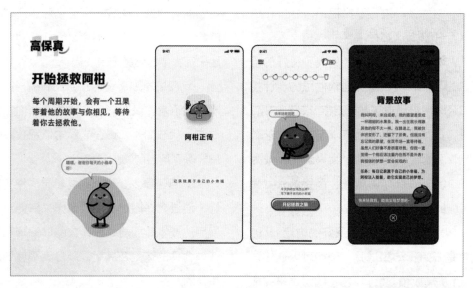

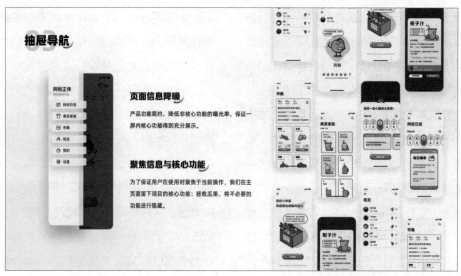

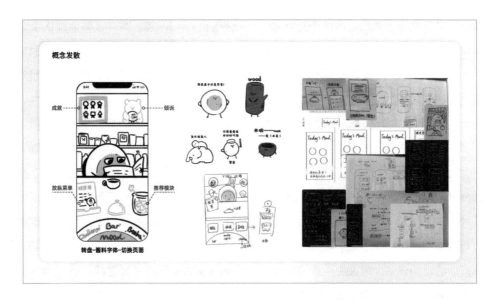

（1）建立视觉层次

通过巧妙运用尺寸、颜色、空间和样式，视觉层次结构可以引导用户的视线，形成逻辑流程。设计师应利用比例、对比度、邻近度、一致性和留白等技术，帮助用户轻松找到关键操作和内容。建立层次结构的技巧包括放大重要元素，突出其重要性；使用深色或高对比度的色彩吸引用户注意力；为关键元素预留足够的空间，避免拥挤；保持字体、颜色和布局等风格的一致性，增强整体感。

（2）运用留白

在设计界面时，要有效使用留白。留白是指设计元素之间的空白空间，包括边距、填充和有意留出的空白区域。通过合理利用留白，可以有效地组织内容，避免界面显得杂乱无章，并将用户的视线引导至更重要的元素上。同时，留白还能提升界面的美感，提高可读性。运用留白技巧包括：在元素之间适当添加边距和填充；增加文本块的行间距，提高可读性；战略性地使用空白区域，以突出关键内容。

（3）颜色选择

在打造出色的用户界面时，颜色选择方面，建议考虑互补色。色彩的选择对界面的美观和可用性有着巨大的影响。通过了解色彩理论的基本原理，可以创建出既吸引人又易于使用的调色板。还要注意从优秀的设计案例中汲取灵感，并关注最新的趋势。确保文本和背景之间具有足够的对比度，同时战略性地使用色彩来区分不同的界面元素并引导用户的视线，但要注意的是在颜色选择时也要确保文本的可读性。

（4）排版和图像

除了颜色，排版对于精彩的界面设计至关重要。需要选择与产品品牌和调性风格相契合、与调色板相协调的字体样式。同时，选择适合屏幕阅读的字体也是提高可读性的重要一环。通过巧妙运用字体的大小、粗细、大小写和搭配，建立起清晰的视觉层次，创造出既美观又易读的界面设计。选择字体的技巧包括：使用大字体和粗体来突出标题和重要信息；增加段落之间的行距和字距，提高可读性；结合展示字体和易读的正文字体，以创建层次丰富的视觉效果。

另外，在界面设计时也可通过融入相关图像，使得界面更加出彩。经过精心挑选和设计的图片、插图可以极大地提升用户体验。确保所使用的图像质量高、裁剪得当，并且能够强化信息传递。设计师可以从Unsplash等图片库网站获取大量免费的高质量图片。

在界面的交互方面，需要尽量直观。交互界面应以清晰明确的反馈回应用户的操作。可以使用微妙的动画和过渡效果来增强交互的趣味性。同时，提供明显的指示器，如描述性图标和标签、悬停/聚焦时的变化、进度步骤和加载指示器，以引导用户进行操作。例如，动画按钮在悬停时会微妙地跳动，这种微小的动画效果不仅增添了趣味性，还为用户提供了明确的操作反馈。

设计美观出众、用户至上的界面，起初会令人感到有些棘手。但通过练习，逐渐掌握和领会以上提到的设计原则，积累实战经验与独特的设计资源宝库，相信一定能够打造出令人赞叹的界面。不懈地学习与实践是通向成功设计的必经之路。从优秀的界面设计中汲取灵感，不断磨炼与运用这些技巧。从每一个小项目开始，逐步积累设计技能。

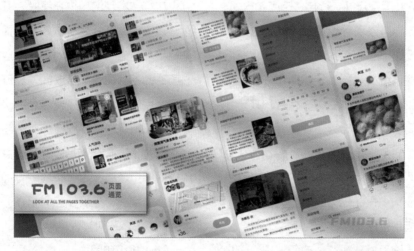

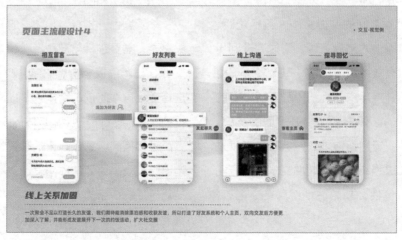

4.5　专家用户的测试意见

尽管对有经验的专家用户进行可用性研究相较于新手用户更具挑战性，且改进幅度往往较小，但优化专家体验仍至关重要。在本节中，深入探讨专家用户测试的基础知识，包括招募专家的策略、如何快速培养专家、提供培训和手册的重要性，以及期待较小改进的心态调整。同时，也会探讨是否过度迎合专家用户的需求。专家用户测试的基本原理与前文探讨过的其他用户测试相同，但也有一些关键区别。招募的专家用户应具有代表性，并能完成现实任务。专家用户可能更倾向于作为设计评论家发表意见，而非以用户身份参与。在招募专家用户时，若产品已有现有用户群，则可从中挑选专家用户参与测试。

在这一过程中，专家通过浏览产品来发现其中的错误和问题，并在用户研究的成本降低和时间较短的情况下，提出改进产品可用性的修改建议。

常用的专家评审主要涵盖两种方法：启发式评估与认知演练。①启发式评估是一种广泛应用的手段，用于检验产品是否遵循了可用性准则。它的核心目的在于识别出产品需要优化的环节，并为这些环节确定改进的优先级。无论是应用于整个网站或应用程序，还是仅仅针对其中的某一部分，启发式评估

都能发挥其作用，帮助我们深入了解产品的可用性状况。②认知演练则是一种专注于分析用户执行任务及与产品或系统交互过程的方法。通过这种方法，可以清晰地界定用户角色，并深入探究用户是如何与网站互动以执行和完成系统内的各项任务的。更重要的是，它能够帮助我们发现用户在交互过程中可能遭遇的可用性障碍，从而提前进行规避和优化。

值得一提的是，启发式评估与认知演练并非相互独立，而是可以相辅相成的。当将这两种方法结合起来运用时，它们将形成一套强大的结论体系，为客户提供更为全面和深入的网站或应用程序可用性改进建议。

专家评审的优势在于其高效且经济的特点。它仅需一至两名专家参与，是获取反馈的最简短、最迅速的方法。同时，由于专家评审无须依赖用户参与，因此能够大幅降低成本，避免了招募、安排会议所带来的额外成本、精力和时间消耗。然而，专家评审也存在一些明显的缺点。其可靠性和质量完全依赖所选取专家的知识和经验，因此专家的选择至关重要。此外，由于缺乏用户参与，专家评审可能无法触及那些只有最终用户在使用过程中才会发现的问题，这在一定程度上限制了其评估的全面性和准确性。

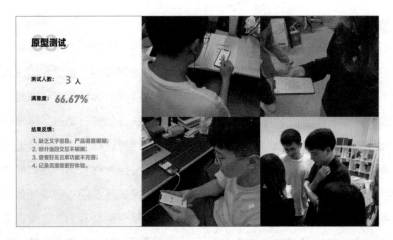

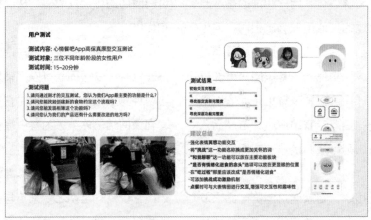

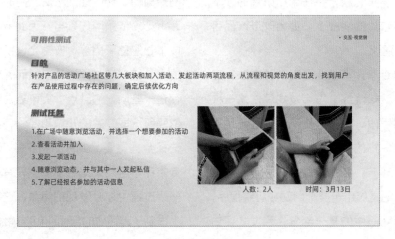

📖 复习与思考

为什么"专家用户"的意见在这里非常重要？

第 5 章

构建中国健康文化的
体验设计方法未来图景

5.1 "以人民健康为中心"的体验设计方法框架

在前文中，笔者重点着墨于在设计的各个阶段可使用的理论模型和具体的体验设计方法，那么整体来看，真实的"以人民健康为中心"的设计项目进展过程中，会是怎样的呢？下边展示的是学生在实际项目中的过程框架，供读者从全局角度来体会整个设计过程。

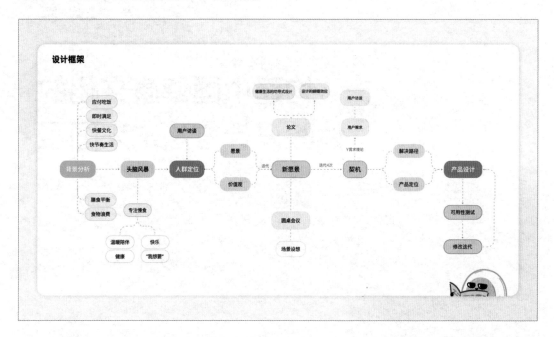

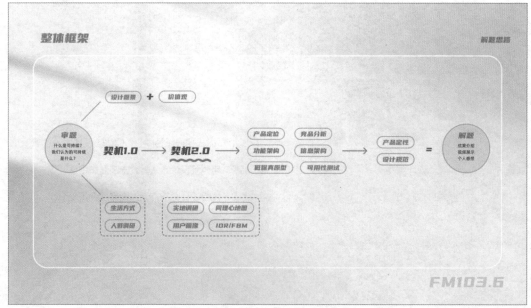

这个个人饮食习惯改造的体验设计项目，从学生在项目最后回顾全过程的总览图来看，可以清晰地发现，与通常以痛点为入口的体验设计过程不同，这里的人群定位之后，并没有迅速对焦其痛点或者需求，而是对于愿景和价值观的探索，并通过理论性文章的阅读协助，和对未来场景的畅想和圆桌讨论，逐渐将项目的新愿景明晰化。

在新的愿景明确后，通过访谈了解用户的需求，这个部分虽然运用了传统的需求调研，但目的不是为了通过后续的设计解决需求，而是将其转化为行为改变的契机，从而让产品可以触发用户的行为改变，完成从不健康的生活方式向健康的生活方式过渡。因此，笔者认为"以人民健康为中心"的体验设计方法中最重要的就是"愿景"的确定，以及在愿景的指引下，在当下的现实中寻找到合适的"契机"。这也是本书一直尝试输出的观点，以及通过在课堂中的实验性教学确定可行的方法。

5.2　用体验设计方法探索未来健康生活图景

为了探索未来健康生活图景，本书介绍了在做体验设计时，每个阶段的任务目标，以及为了达到这些目标，可以使用的多种方法。除了前文所述的阶段任务和可选方法外，在此处，从更宏观的角度呈现出体验设计方法在探索未来健康生活图景方面的思路。这里借用用户体验五要素，分别从战略层、范围层、结构层、框架层和表现层，梳理如何通过体验设计来探索未来健康生活。

下页图是课程中学生在进行真实项目时的"行进路径"，笔者认为，此图可以很直观地让读者了解项目的发展过程，以及体验设计如何一步一步使得未来的设想落地。

在项目开始时，小组着手处是战略层，通过结合自我价值观，发散得出若干设计愿景，进行论证和评估后，将宏大模糊的愿景聚焦为更确切的细化愿景。带着明确的愿景，进入范围层的设计，这里主要针对的是行为设计，在此过程中，愿景会随着设计研究的深入被修改或者重新塑造，结合行为设计，出现了模糊但是具有方向性的设计方案。在进一步的思考和对真实世界的洞察后，愿景和设计的行为互相呼应，彼此验证，环环相扣，逻辑通顺。此时战略层和范围层的设计都基本确定，之后开始在结构层进行功能架构的设计，进而开始框架层的信息架构设计，最后进行视觉规范以及高保真原型等的表现层设计。

从时间分配来看，与传统以清晰战略层为已知条件的设计不同，在探索未来健康图景的目标下，起点和条件都需要自定义，带入了设计师的理念和价值观，即"你认为未来的生活方式应如何？为什么应该如此？"。比起回答问题，在战略层提出打动自己，同时与他人产生共鸣的提问，是这一设计道路上的难点和重点。对于本科同学来说，是极大的挑战，但同时，是作为设计师至高的自由——你想构建怎样的未来？

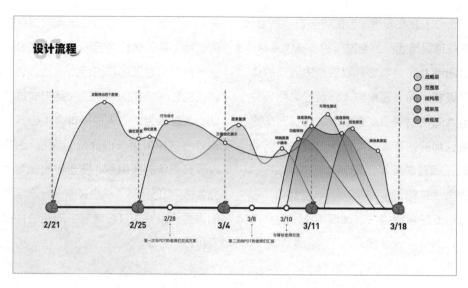

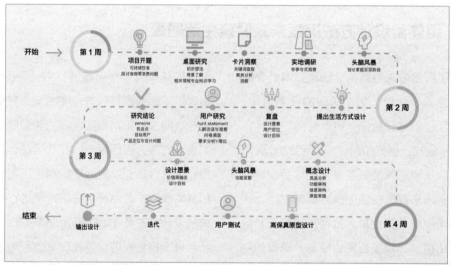

5.3　体验设计师的能力图谱与社会责任

本节讨论作为一名体验设计师应具有的能力和社会责任。就能力而言，体验设计师作为设计师，应具有熟练的设计软件操作能力。对于产品类的体验设计师而言，应在建模、海报制作、视频制作、演讲四个方面发展个人能力。具体来说，包括建模类软件 Rhino、C4D，海报制作软件 PS、Ai、LR，视频制作软件 Pr、Ae、Au，以及演讲常用的 PPT 软件等。如果是制作 App 应用类的体验设计师，应掌握原型制作软件、高保真建模软件以及视频制作软件。原型制作软件包括 Axure、XD、Sketch、Figma 等，高保真制作软件包括 XD、Figma、PS+Ai，视频制作软件包括 Pr、Ae 等。在以上如此丰富的软件操作上，建议同学们至少应熟练掌握 Rhino、PS、Ai、Pr、PPT、XD 和 Figma。随着设计行业的发展，软件也日益更新，越来越易学易用，在本书写作时期，AI 人工智能快速发展，现在越来越多的设计师开始在设计中使用 Midjourney、Stable Diffusion 等工具。建议同学们在学习设计方法，增进理论和智识层面的学习过程中，也要与时俱进，主动关注并学习最新的软件工具，养成良好的个人学习习惯。

除了技法和工具方面，很多同学还会关注体验设计学习之后的工作岗位去向。在此也介绍体验设计专业的同学在毕业后担任的几种主流设计工作岗位：界面设计师、交互设计师、用户研究员和产品经理。

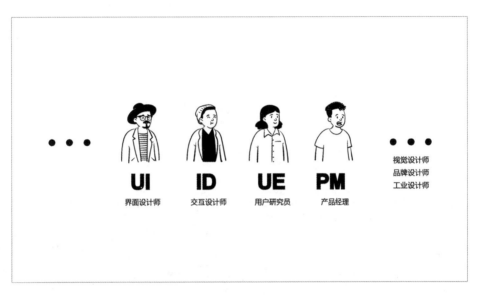

如将来希望从事界面设计工作，应在学习过程中更加注重对自我审美能力、视觉能力、分析能力、用户思维和商业思维的培养。想要向交互设计师发展的同学，需要加强审美能力、沟通能力、分析能力、用户思维、逻辑能力和理解能力。很多体验设计研究生毕业的同学，会从事用户研究员的岗位，这个工作对于数据分析能力、逻辑能力、沟通能力、商业分析能力要求很高。最后，会有一些同学想做产品经理，就需要在执行能力、商业思维、分析能力、逻辑能力方面着重发展。

社会责任的担当，是本书在讲述健康中国战略下的体验设计方法过程中不断强调的设计师素养。特别是当设计的对象变为一种生活方式，设计的产品具有蝴蝶效应时，体验设计师在设计时需要对产品后续带来的影响有长远的考量。这个考量除了传统意义上的商业角度考量外，对于环境可持续、人类健康以及道德风气等方面，都需要有所思考。学习设计的同学，除了对设计职业和事业成功的追求外，更应该主动地承担起设计师的社会责任，在设计师的"本能"和"克制"的牵动下，做出妥善的设计。引用著名的社会学家齐格蒙特·鲍曼所言："我们所做的一切都会对别人生活产生影响，'为责任而负的责任'就是在道德上承认这个被客观赋予的责任。"也就是说，在产品概念与人们相遇之前，我们就承担着我们的设计对他人所负的责任。

📖 复习与思考

通过本书的学习，思考并尝试设计出你心中的未来的健康生活方式。

—————

第 6 章

健康中国战略下
体验设计方法的教学实践与经验

以广东工业大学为例

本章以广东工业大学艺术与设计学院工业设计专业大三下学期的课程《体验设计方法2》作为详细分析案例，旨在通过真实的教学经验分享，让读者对于体验设计方法的教学有更生动的了解。在本章中，不仅包含课程内容设计、合作方的介绍，以及具体的组织流程和模式，而且包括对参与课程学习的学生的访谈。也就是说，真正从"教"和"学"的两个视角，充分展示和剖析课程。本书认为，相对于传统专注于教学知识内容介绍的设计学教材来说，从第一视角分享学生的真实学习经验，将更有助于学生读者在阅读本书时产生对于设计学习的亲近感与共鸣感，进而增强学习的动力和信心，以及作为设计师的社会责任担当。这部分内容的精心准备与呈现，也是笔者对于教材的"体验设计"，以期无论是设计学的教师还是学生，都可以在阅读学习本书介绍的体验设计方法的这一过程中，获得脑与心的愉悦感。

6.1 《体验设计方法》课程简介

6.1.1 课程主题设计

在健康中国战略背景下，本课程的主题聚焦在健康类课题中的"饮食"部分，这一课题对于每个人都不陌生，而且与日常生活息息相关，对于大学生来说，已有的生活经验也足够进入课题的设计研究中。

通过与合作的外部导师商讨，本次课程以"可持续饮食"作为主题，与广州PDT食物小站进行合作，共同探讨食物零浪费的问题，以期达到对学生设计思维和方法的训练以及解决真实世界问题的学习目的。关于饮食的课题聚焦在三个子课题上，如下所示。

（1）社区家庭健康生活倡导

该课题将目光聚焦在农林下社区的家庭，对该社区内的家庭组成及围绕食物的行为进行研究（例如食物规划、菜市场购买等行为）。通过设计方法和工具的恰当应用，围绕如何帮助社区家庭达到食物零浪费的目标，设计出有效工具和产品。

（2）白领人群的可持续饮食

在位于广州天河区的CBD，有众多白领年轻人，他们的生活中点外卖、喝咖啡已成为日常习惯。不可持续的饮食行为和食物浪费依然每天都在这里的白领身上上演。通过设计方法和工具的恰当应用，围绕如何使白领人群减少食物浪费，实现可持续饮食这一目标，设计出有效工具和产品。

（3）个人饮食改造专属计划

该课题将针对真实个人进行饮食改造，从个人层面对其饮食的相关行为习惯进行设计研究。围绕如何促使个人达到食物零浪费这一目标，设计出有效的工具和产品。

6.1.2 课程合作方

本次课程邀请合作的社会企业是广州PDT食物小站。该食物小站成立于2017年，是广州市第一家致力于减少食物浪费的组织，通过"食物再分配"与社区食物教育活动搭建食物浪费与食物不足之间的桥梁。

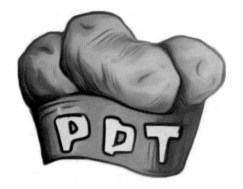

食物小站 Logo

在课程进行过程中，来自食物小站的导师分别在课程开始、中期以及结课三个时间点进行了参与。在课程开始时向学生介绍了企业的发展历史与使命愿景，并发布了此次的设计主题，就设计主题进行了相关的背景介绍，以及 PDT 可以提供的支持。具体来说，对于"社区家庭的食物零浪费"子课题，PDT 提供社区减少食物浪费的工作坊活动总结，让学生也有权限组织社区活动，并帮助

上课的学生参与到社区公开日的摆摊活动中，学生们可到现场认识和了解本社区的人群。对于"个人饮食改造专属计划"，PDT 将会给予人物分析支持、改造可能性及思路参考。在项目中，PDT 提供的其他支持：各种专业知识解答；实践案例分享；设计可行性分析。

6.1.3 课程组织模式与流程

参与课程的学生自由组队，每组不超过 6 人，分别进行题目选择，每个课题由两组学生选定，进行后续的设计研究。在题目选定后，与各自题目的课题导师进行交流。

在课程中期，食物小站的导师再次走进课堂，和各小组进行深入对话，进行答疑和建议等环节。在最后一堂课的时候，食物小站导师聆听每个小组的设计汇报，给出建议和评价。在课程过程中，小组学生可以自由与各组导师进行深度交流。

6.2 学生优秀作品案例分析

6.2.1 优秀作品案例分析（一）：社区家庭健康生活倡导

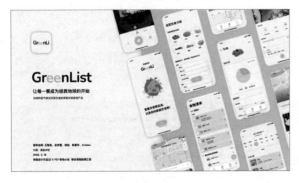

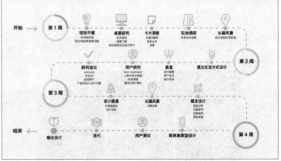

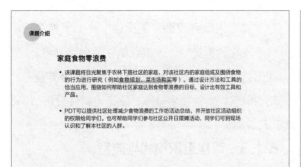

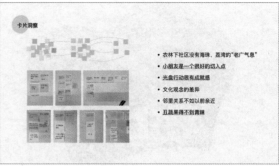

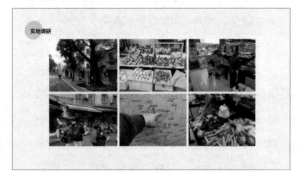

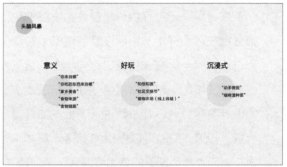

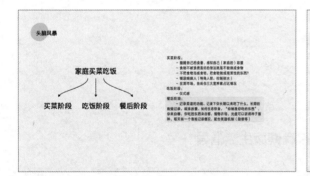

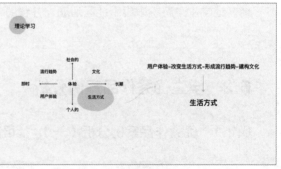

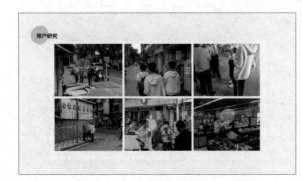

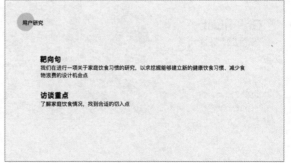

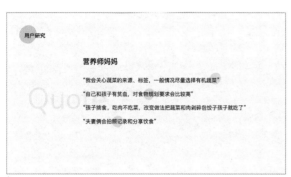

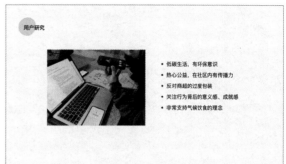

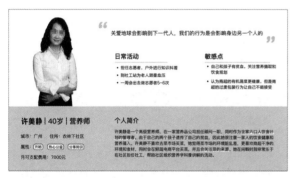

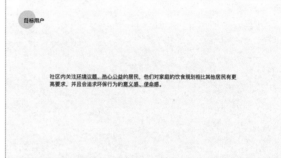

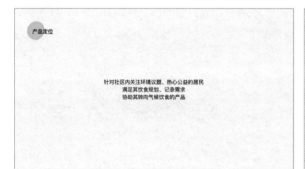

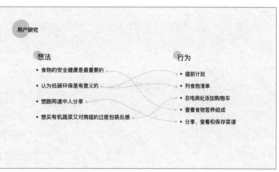

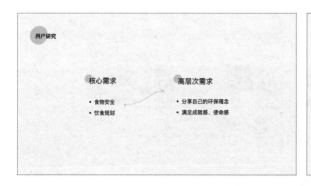

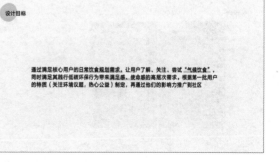

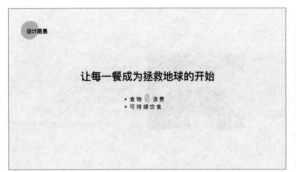

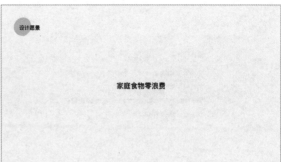

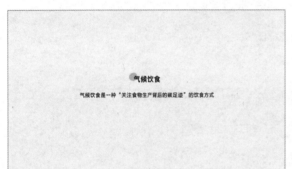

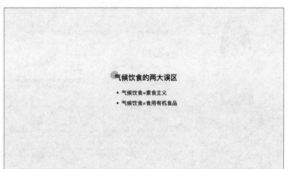

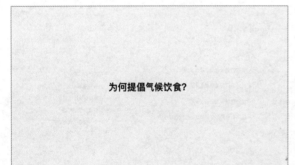

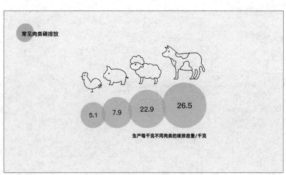

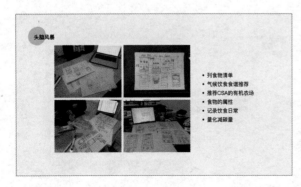

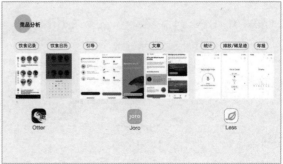

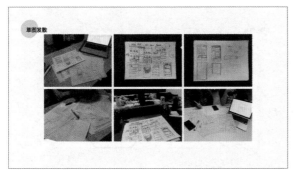

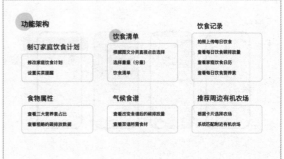

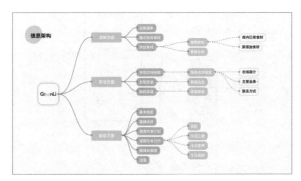

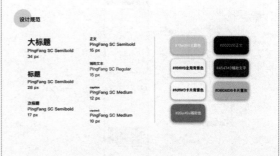

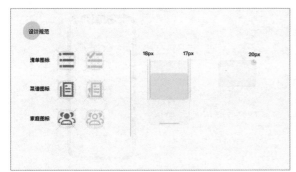

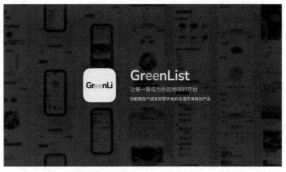

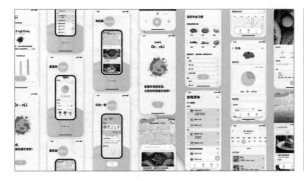

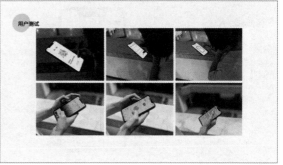

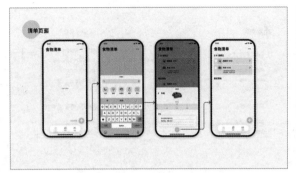

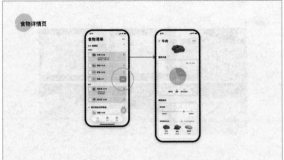

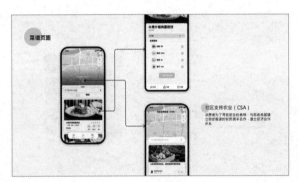

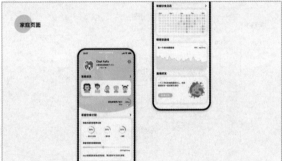

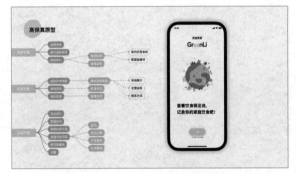

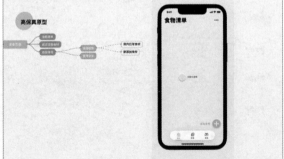

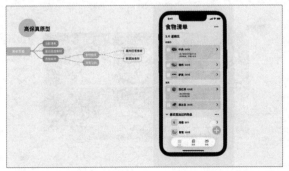

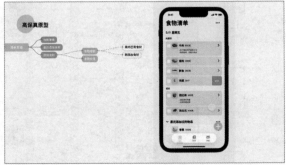

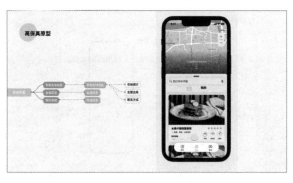

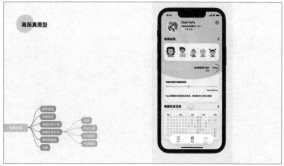

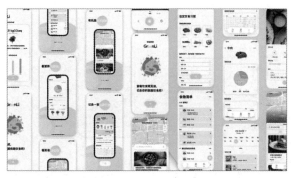

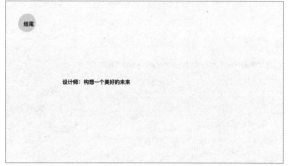

6.2.2 优秀作品案例分析（二）：白领人群的可持续饮食

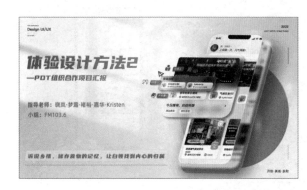

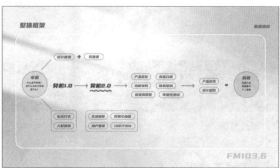

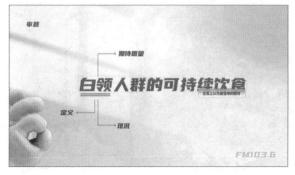

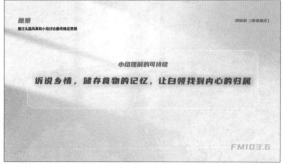

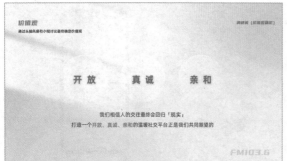

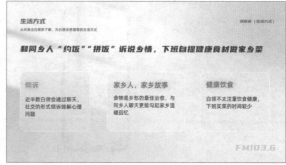

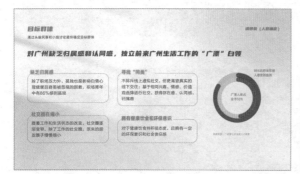

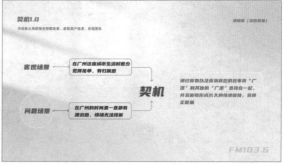

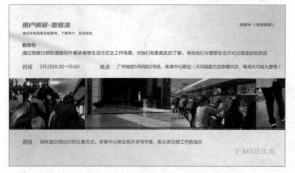

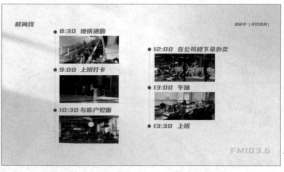

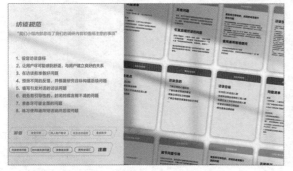

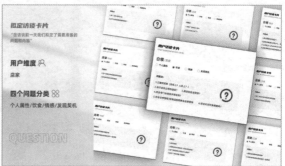

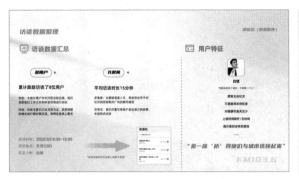

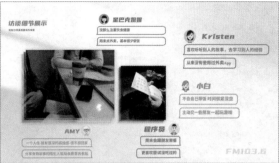

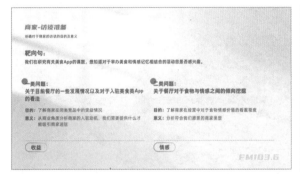

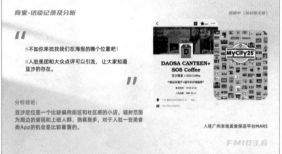

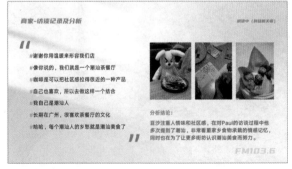

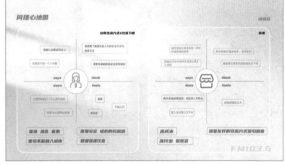

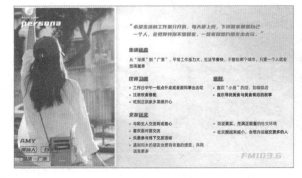

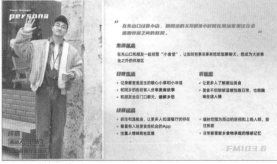

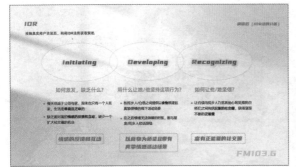

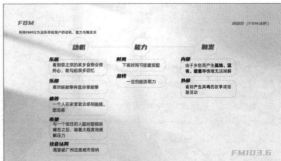

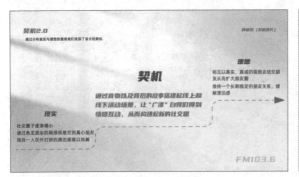

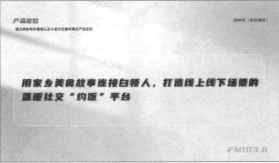

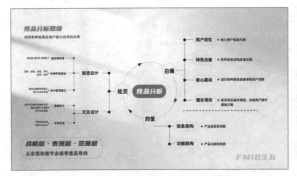

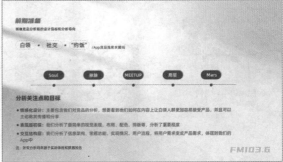

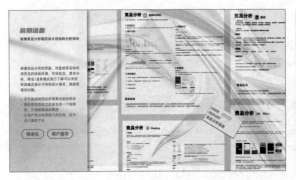

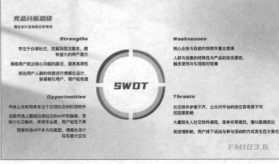

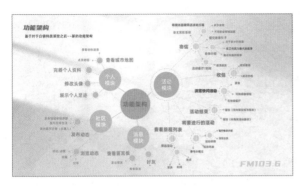

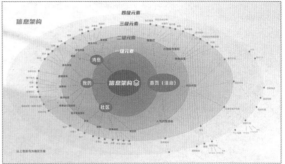

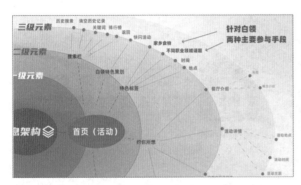

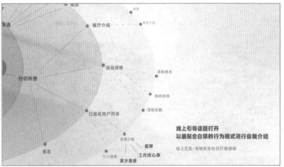

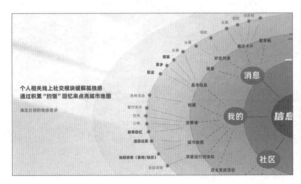

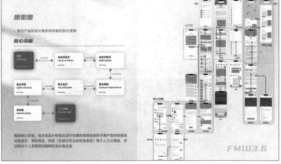

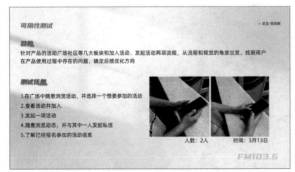

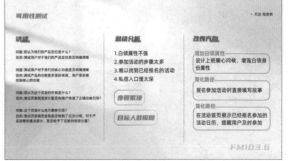

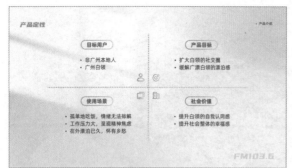

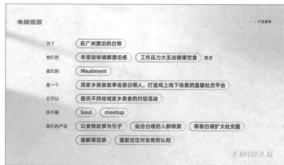

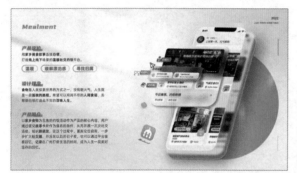

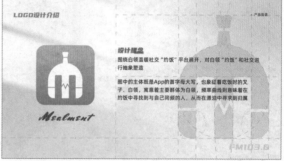

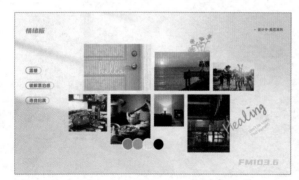

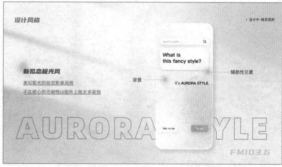

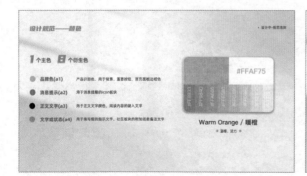

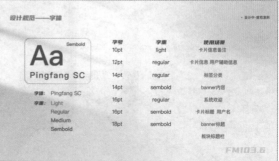

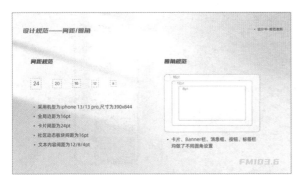

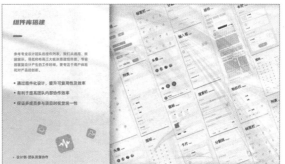

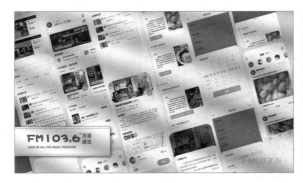

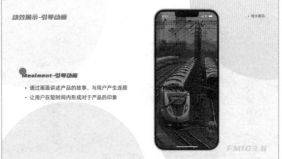

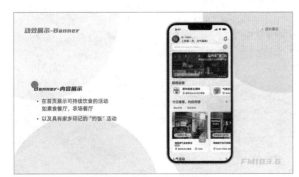

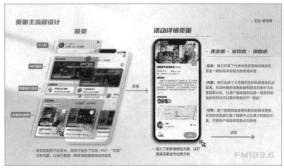

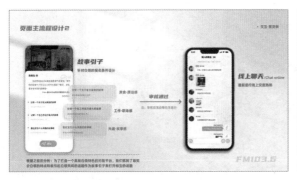

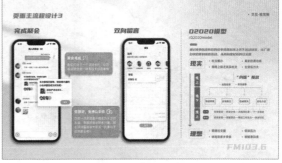

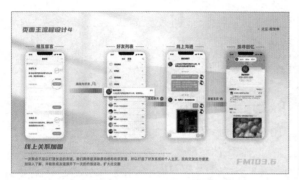

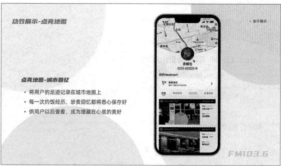

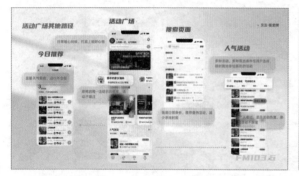

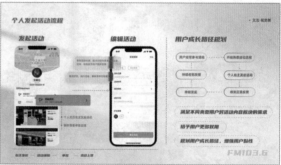

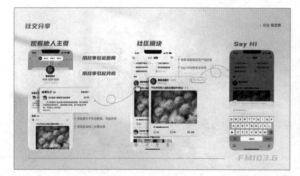

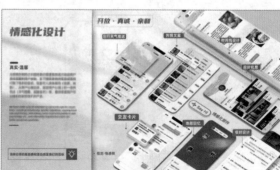

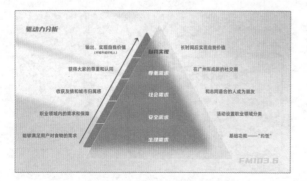

6.2.3 优秀作品案例分析（三）：个人饮食改造专属计划（一）

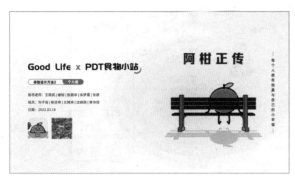
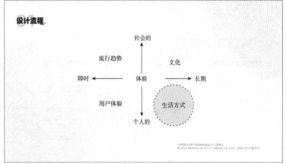

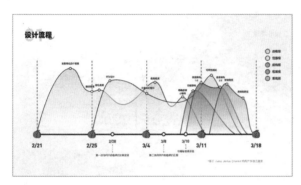
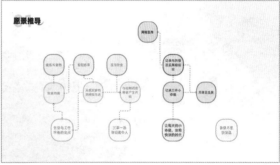

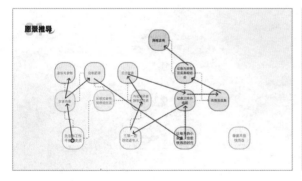
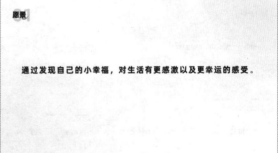

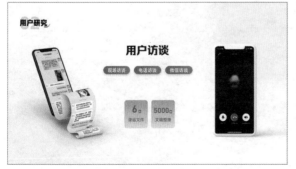
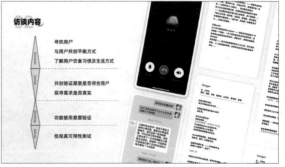

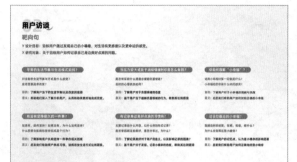

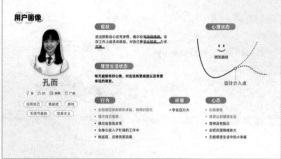

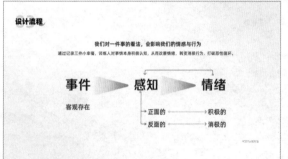

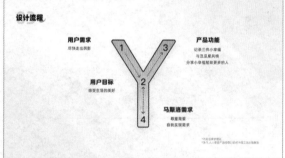

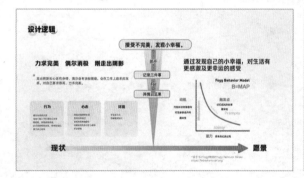

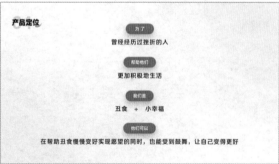

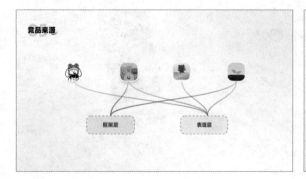

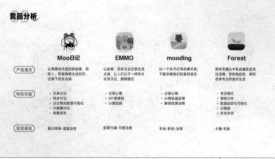

竞品总结

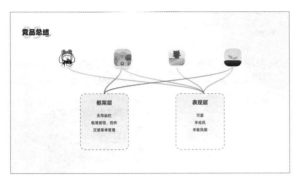

功能架构

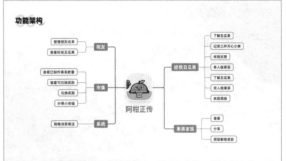

信息架构

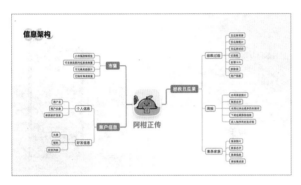

原型架构

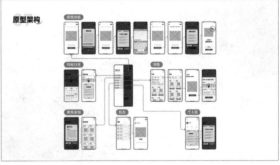

原型交互

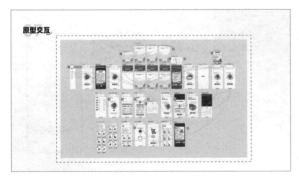

原型测试

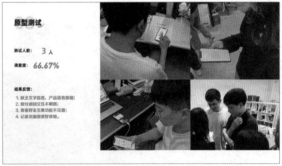

情绪板

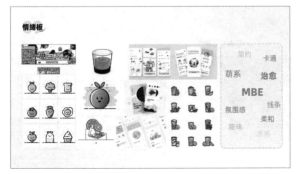

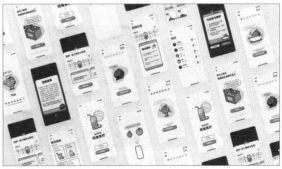

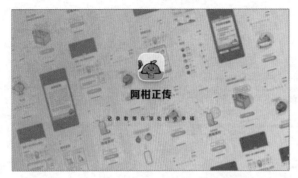

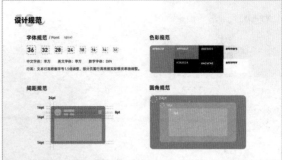

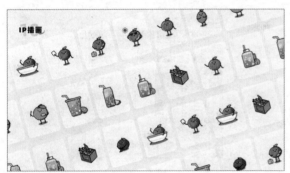

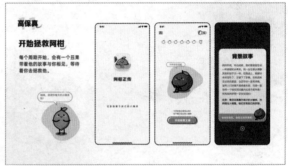

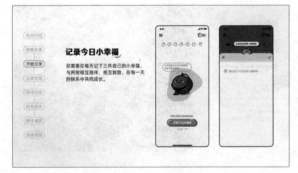

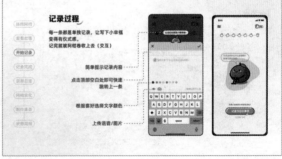

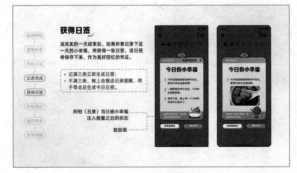

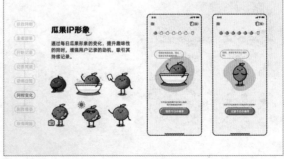

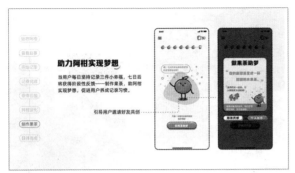

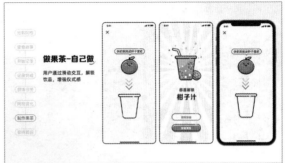

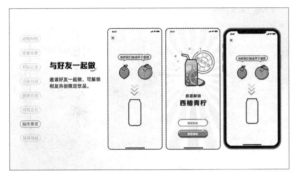

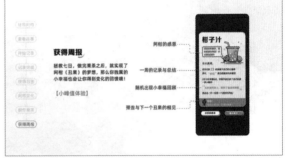

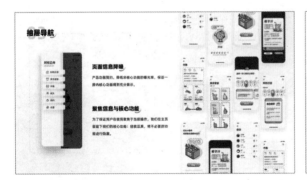

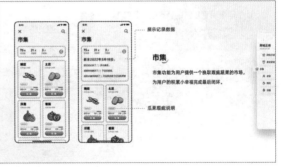

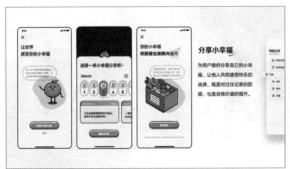

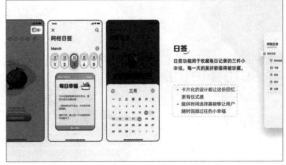

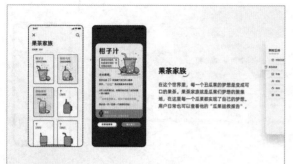

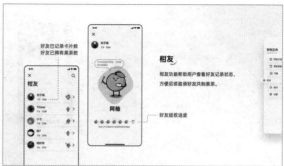

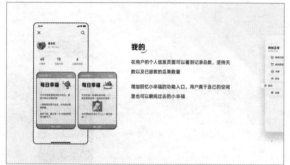

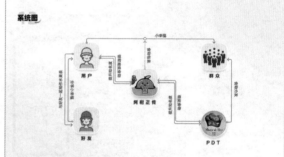

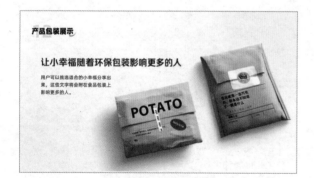

6.2.4　优秀作品案例分析（四）：个人饮食改造专属计划（二）

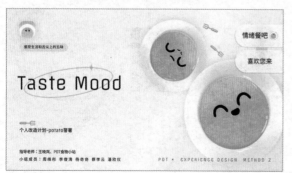

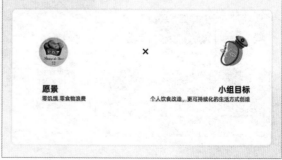

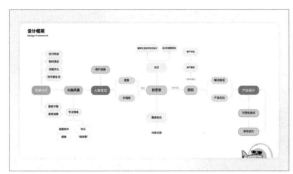

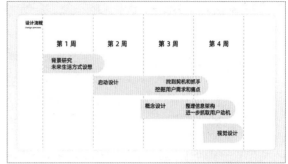

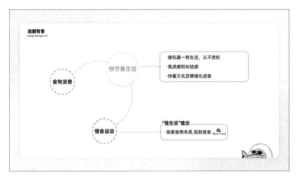

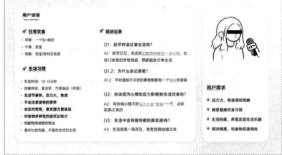

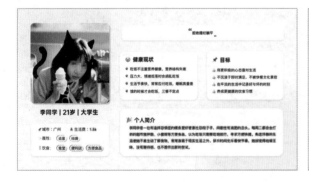

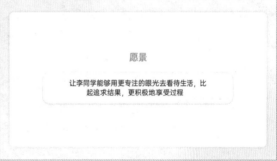

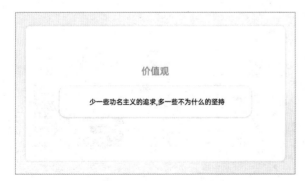

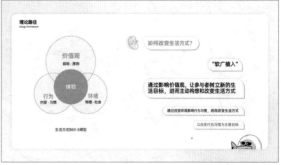

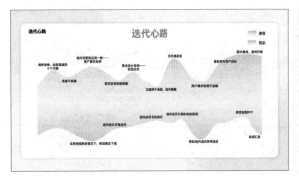

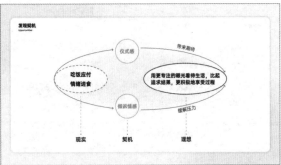

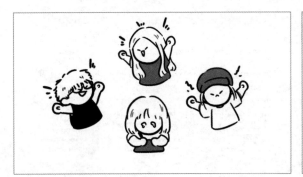

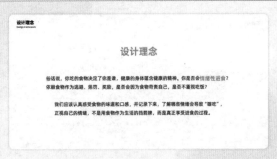

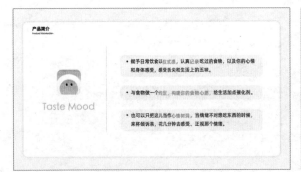

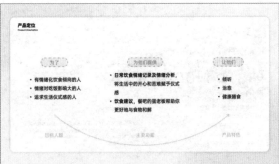

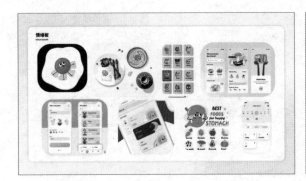

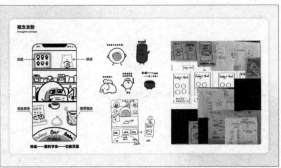

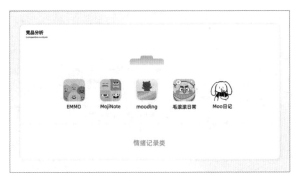

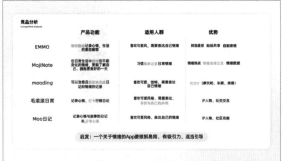

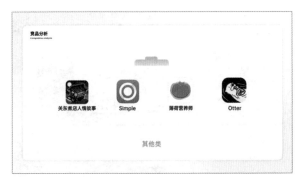

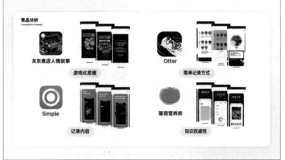

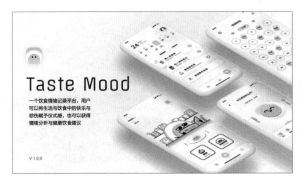

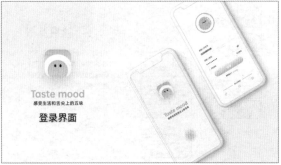

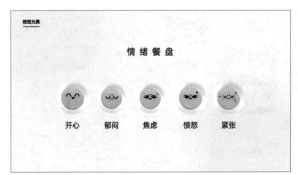

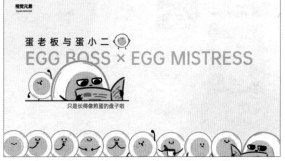

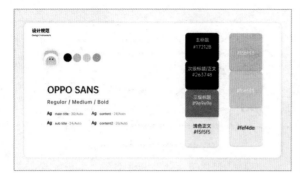

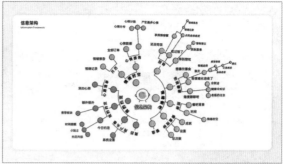

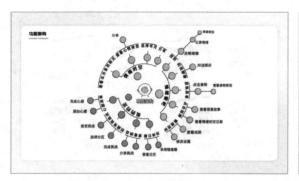

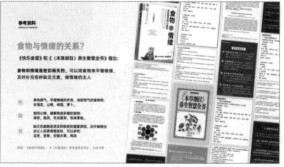

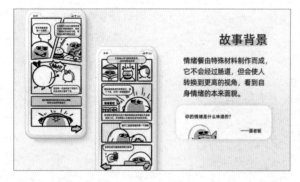

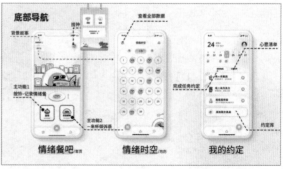

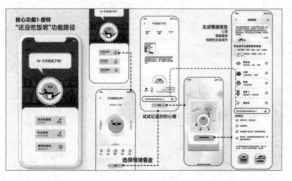

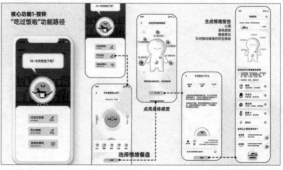

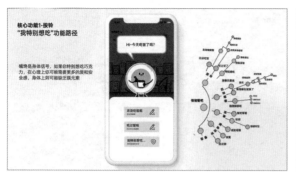

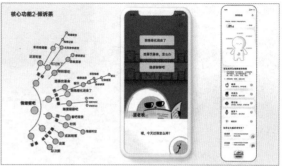

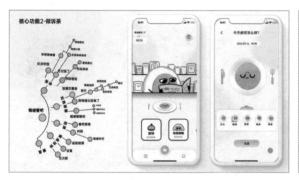

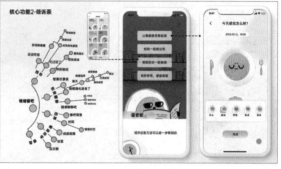

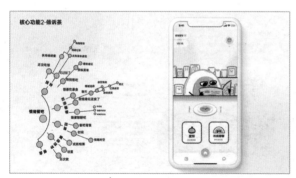

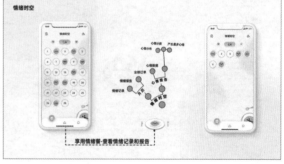

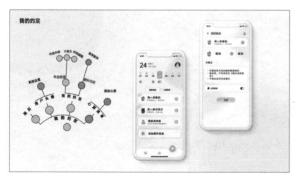

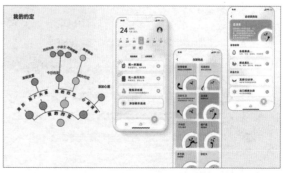

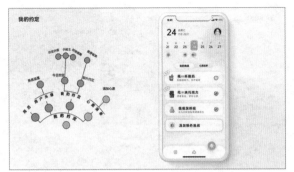

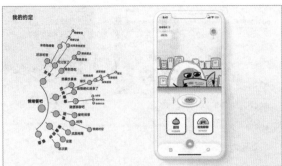

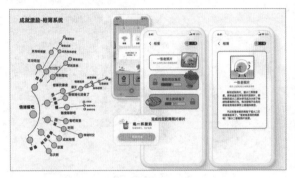

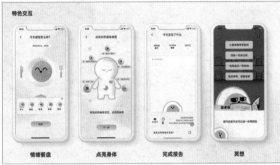

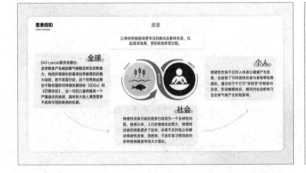

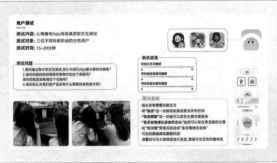

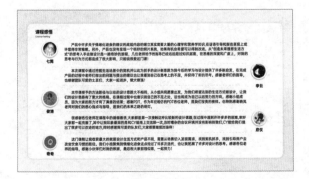

6.3 第一视角的学习体验：课程学习中的进退两难与路径突破

除了体验设计方法和知识层面的内容外，在本书的设计和构想过程中，笔者认为如果在学生读者阅读和学习本书过程中，能够吸收和借鉴前人的学习经验，遇到学习困惑时，能从他人的学习过程中获得解决和跨越的勇气与智慧，那么学习过程将会是更快乐、更有效、更有共鸣的一段旅程。因此，笔者特别联系和回访了四位之前上过《体验设计方法》课程的学生。他们有的已经在企业就职，有的通过保研成为硕士研究生，还有的同学在国外进行研究生阶段的深造。通过深度访谈，学生讲述了在学习过程中的种种经历，并联系现在的身份，分享了课程学习对于后续工作和学习产生的影响。以下是四位同学在访谈中的精彩分享。

6.3.1 沈晓琪同学课程学习体验

> "觉得自己是真正地去投入设计，关心社会议题，学习设计方法并应用和实践。"
>
> ——沈晓琪同学访谈记录

沈晓琪，广东工业大学艺术与设计学院设计学学术型硕士在读研究生。本科毕业于广东工业大学工业设计专业体验设计创新班。研究兴趣领域包括用户体验、用户研究、数字教育、教育心理学、信息和教育技术、神经美学。

问题 1：本课程将健康类（饮食）课题作为设计主题，你认为带来了哪些优势或者挑战？

我们以往的课程中并未涉及这个主题，因此它相对新颖。我觉得这个课题与我们的日常生活紧密相连，这使得我们较容易理解和上手。同时，它也让我们接触到了相关的社会议题，并让我们感觉在这个领域，我们有能力做出许多贡献和努力。至于难度方面，由于课题较新，且涉及饮食方面的内容，主观性和现实性较强，涵盖了买菜、做饭等实际生活的方面。在上课时，我们采用了以 App 为产出的形式，因此在寻找切入点时确实遇到了一些困难。现在有很多关于饮食的 App，大多都偏向于购物类型。而我们当时的目标是体验并反映日常生活习惯。关于饮食的日常生活习惯有很多，通常大家首先想到的是吃饭或者健康饮食。但是，在吃饭时，为什么需要使用 App 呢？吃饭与 App 之间的联系是什么呢？当时很多小组都遇到了这个问题。说到健康饮食，它更多是关于习惯。用 App 去帮助养成习惯听起来可能不太符合逻辑。因为饮食习惯是日常自然的，用 App 去监督或其他方式介入，总需要一个合理的连接点。

问题 2：课程与非营利组织的深度合作，引入社会企业导师，对你的课程学习和方法掌握等方面有怎样的影响？

食物小站的引入对我们的学习和产出确实有很大帮助。当时我们遇到了瓶颈，关于课程的目标、抓手和未来愿景都不清晰。在截止日期临近时，我们非常焦虑。后来我们约见了食物小站的老师，与她深入交流。通过这次交流，我们对饮食的社会议题以及食物小站与我们课程合作的初衷和愿景有了更深的了解。她还分享了自己在非营利组织中工作的心得和过程。这让我们对社会议题有了更多的关注，也增强了我们的社会责任感。在后来的复盘中，我们更加注重美好的未来生活场景，同时也关注现状。这使我们逐渐理解了课程的设计方法，并尝试将其应用于实际，为社会和现实问题提供解决方案。

问题3：与以往以解决问题和痛点为设计目标的设计学习方式不同，本课程倡导以寻找正面契机作为设计的起点。在这个过程中，你遇到的主要难点和突破点有哪些？这些思维转换和技能提升是在何时以及如何实现的？

我面临的最大难点和突破点主要在于构建未来愿景以及对愿景的恰当解释。在构建愿景的初期，我们并未将其具体化，愿景的表达也缺乏启发性。我们小组最初提出了四个愿景，但最终只选择了一个。而老师也曾指出，我们选择的这个愿景在启发性上并不突出。特别是关于工作与生活的支点这一愿景，我们未能给出清晰的解释，导致组内外的成员对其理解存在分歧。由于愿景缺乏足够的启发性，这对后续的设计工作也带来了不利的影响。此外，我们在确定愿景时缺乏明确的依据，只是通过小组内的讨论来构想一个理想的世界，没有紧扣课题或特定主题。这种无限制的愿景共享导致整个项目难以连贯，且在后续实施过程中，我们不自觉地会对愿景进行修改。在用户访谈后，我们了解到现有的痛点，但对于是否应改变原有方法或继续以痛点为导向来展望未来，我们感到困惑。另一个难点在于确定契机，契机需要巧妙且能触动用户，作为设计故事的引子。我们在用户身上进行了深入的挖掘，并与老师多次讨论，这都需要我们具备深入的调研和洞察力。在思维转化和能力提升方面，通过与用户的交流、与老师的讨论以及论文的学习，我们获得了很大的帮助。在勾勒出用户画像后，我们又访谈了多个类似用户，以便更全面地了解他们。通过与用户和老师的交流，我们听到了许多故事，这加深了我们对用户、美好愿景以及论文中方法的认识。在实践中，我们逐渐掌握了这些方法，并感觉越来越得心应手。

问题4：在体验设计方法的学习和应用过程中，我们引入了多篇关于劝导式设计和生活方式对设计对象影响的理论文章，并进行了深入的讲解。通过这一过程，你获得了哪些收获？同时，你在实际应用中又遇到了哪些挑战？请分享一下你是如何克服这些挑战的。

当时，我认为引入和讲解多篇文章对于深化设计方法的理解起到了很大的辅助作用。在看完论文后，老师的讲解以及课后的补充阅读，都让我们对方法有了更深刻的认识。在这个过程中，我们确实学到了很多专业的方法，这使得我们在项目进行时能够更有目的地实践，也更有方向感。然而，在过程中遇到的一些难题让我们意识到，虽然我们对方法的理论理解比较到位，但在实际应用和转换方面却有些吃力。最后，通过反复琢磨和理解，我们才得以推进。由于方法涵盖的内容较多，一开始我们对这些方法并不熟悉，因此需要反复对比几篇论文或方法的应用情况。有时候，我们甚至会为了方法而方法，当逻辑不通时，就生硬地套用公式或方法。一开始这很难，因为大家都不理解为什么要这样套用，但随着时间的推移，我们逐渐得心应手。因为如果不套用公式，我们可能完全无法找到方向，或者找到更难的解决办法。现在有了现成的

沈晓琪

公式，我们不妨尝试一下，慢慢地就能理解通顺。后米，我们不仅仅是对公式的理解加深了，更多的是对整个项目的把握，包括对用户的理解、对选题的理解也加深了。只有对整个项目都理解透彻后，我们才觉得这样走是行得通的。

问题 5：本次学习体验在加深你对体验设计的认识方面起到了怎样的作用？同时，这次学习又对你的个人后续研究和学习过程产生了哪些影响？

当时，对这个课程的学习确实做到了理论与实践的完美结合，课程体验也给我留下了深刻的印象。我记得项目完成后，那种走心的感觉油然而生，我真正投入到设计中，关心社会议题，学习设计方法，并付诸实践。我认为这次经历对今后的学习和研究将是一个宝贵的回顾和范例，它启发我通过阅读文献去掌握更多专业方法，并深化对理论知识的理解。同时，我对体验设计也有了更进一步的了解。课程结束时，我深感这门课程本身就是一个绝佳的体验设计，我们都仿佛成为了用户，体验着设计的魅力。

问题 6：作为一名研究生，当再次回顾过去，你如何评价当初这门课程的内容设置呢？

我们当时接触了很多方法，我记得每个阶段都有具体的几种方法。这些方法一方面有效地让我们的工作推进，按照这种方法进行安排和推进，使我们能够更容易地理解每一步的目标，以及每个课程的内容，并明白如何导向下一步。例如，我记得从场景设计到行为设计，再到交互设计，这样的逐步安排和学习，让我们能够更容易地理解课程的设置。其实，我们最终的产出是对生活方式的设计，而主要依赖的方法则是劝导式设计。在这个过程中，我们运用了一些工具类型的方法，如福格模型和卡诺模型等。我认为，这些方法都是值得深入讲解的，因为每一步都有明确的方法指导，这使得我们在设计过程中不再迷茫。只有了解和应用方法后，我们的后续学习才能够有更为专业的方法支持，从而更好地进行设计。仔细回想，我发现自己在不知不觉中记住了很多方法，如峰值定律（用于打造具有记忆点的峰值体验设计）和大象与骑象人理论等。最后，课程的安排松紧适度，理论讲解与课后阅读相匹配，有助于我们理解理论。同时，设计项目的推进也有良好的时间安排，包括小组汇报指导，以及线上和线下的企业导师指导，这样的构成相当理想。

6.3.2 周绮彤同学课程学习体验

> **"聚光灯并不在用户的身上，而在我们设计师的身上。"**
> ——周绮彤同学访谈记录

周绮彤，湖南大学设计艺术学院艺术硕士，研究方向是数字文化平台与用户体验，本科就读于广东工业大学工业设计专业体验设计方向。

问题 1：本课程将健康类（饮食）课题作为设计主题，你认为带来了哪些优势或者挑战？

周绮彤

当我得知我们将与食物小站组织合作时，我感到非常兴奋。在与他们的交流过程中，以及在课程学习中，我收获了许多关于食物零浪费和气候友好型饮食的知识。他们根据这些美好的愿景

周绮彤

开展了一系列的社会实践活动，这让我觉得非常有趣且有意义。特别是大三下学期刚开始时，这门课程正好开设。在寒假期间，我已经阅读了一些关于社会创新的书籍。开学后上这门课，我感觉那些书中描述的美好世界仿佛一下子从纸面跃然而出，变得触手可及，这让我感到非常振奋。后来，我加入了食物小站的交流群，群里汇聚了各式各样热爱食物的人，有坚定的素食主义者，还有每天分享精美餐桌照片的朋友。在这样的氛围中，我与同学们交流日常饮食，与老师们深入探讨课题，这大大提高了我对这个课题的投入度。那段时间，我接触到了许多关于健康饮食的白皮书，比如了解到红肉对气候的破坏远大于鱼肉或其他白肉，食品加工工业是产生温室气体的主要来源之一。这些知识对我影响深远，至今仍然记忆犹新。当时，我们也提倡健康生活和低碳饮食，比如自己带筷子等环保行为。由于这个课题与日常生活紧密相连，因此，对我来说，优势显然大于挑战。

问题 2：课程与非营利组织的深度合作，引入社会企业导师，对你的课程学习和方法掌握等方面有怎样的影响？

在与他们合作的过程中，我并没有将他们视为传统的老师，而是将他们视为朋友。有一次的经历让我至今难以忘怀。当时，我们正处于前期概念的中间阶段，下课后，老师们一起前往南苑食堂用餐，并留下了合影。餐后，我们继续深入讨论方案。当时，我们小组的课题方向尚不明确，大家都感到有些迷茫。在与企业导师的交谈中，我们偶然提到了暴食症患者和情绪性进食者这一少数群体。企业导师分享了她的亲身经历以及她所接触到的类似案例。这让我意识到，在这个世界上，还有许多人在经历着这样的苦难，但关注并试图解决这一问题的人却并不多。当晚回到工作室后，我紧急召集小组成员，我们一同观看了与这一群体相关的纪录片和视频。这次讨论使我们的项目方向发生了重大转变。从那一刻起，我们意识到，如果能够创作出一个交互体验项目，帮助那些无法与自己的身体和食物和谐共处的人学会与食物对话，倾听自己身体的语言，并获得科学的帮助和情感抒发，那将是非常有意义的。为此，我们还连夜阅读了《食物与情绪》这本书，深入了解了食物与情绪之间的关系以及如何通过科学方法调节情绪。这本书不仅对我们的项目产生了深远影响，而且对我个人的生活方式和能量管理提供了宝贵的指导。在课程的安排中，企业导师会定期听取我们的阶段性方案并给出反馈，这对我们推进方案起到了很大的帮助作用。通过与这些导师的交流，我们不断迭代和调整自己的愿景及价值观。他们的社会层面和组织运作经验也让我们受益匪浅，不仅提升了我们的批判性思维能力，还增强了我们的解决问题的能力，使我们能够从多个角度看待问题。至于对方法掌握的影响，这主要取决于课程内容和个人的自主探索。每个小组都有自己独特的资料库和学习方式，有些小组可能更偏向于自主搜索资料，而有些则更倾向于听从指导。因此，每个小组的学习情况和探索方向也会有所不同。

问题 3：与以往以解决问题和痛点为设计目标的设计学习方式不同，本课程倡导以寻找正面契机作为设计的起点。在这个过程中，你遇到的主要难点和突破点有哪些？这些思维转换和技能提升是在何时以及如何实现的？

在之前的课程中，我们主要运用双钻模型，通过调研挖掘需求和痛点，进而开展头脑风暴，设计概念以解决问题。然而，这次的情况有所不同，我认为聚光灯并非聚焦在用户身上，而是投

周绮彤

向了我们设计师自身。作为设计师，我们应具备个人的美好愿景，设定追求目标，描绘我们所期望的未来世界。这种模式在现实世界中并不多见，它不依赖于利益驱动，而是源于我们的自主约定，之后再去寻找相关用户，这样的体验颇为新颖。既然设计师在此次项目中担任主角，我便需明确我所向往的未来理想生活方式。正因如此，我可能会以更具同理心的视角去理解我们的设计对象。我认为这是一条独特而富有创新性的道路。尽管有些设计师会通过进行田野调查、民族志研究等方法来深入了解用户内心，提升同理心，但我们的视角似乎能更迅速地贴近用户，因为我们更加用心。当然，这只是我的个人观点，实际上要真正深入用户内心并不容易。但我相信，当我们怀揣热情去设计时，会更深入地理解用户，尽管过程中可能掺杂着一些个人的执着。说实话，我们经历了多次迭代，起初颇为艰难。探索自己的愿景并不比探索用户的简单，我们时常面临"方案似乎平平无奇""逻辑似乎模糊"的质疑。那段时间，我心情焦虑，我们小组每天讨论不断，仿佛闭门造车，但所造之物却虚无缥缈。在这种焦虑中，我们找到了两个突破点：沟通和理论。首先，我们频繁开会讨论，与老师、企业导师、目标用户甚至网友交流。每次沟通触及核心，都像是向前迈进了一小步，我们就这样一步步完成了整个过程，并在沟通中不断学习进步。沟通是一项至关重要的软技能，无论在学校还是未来步入社会，都需要我们掌握。在我后来的实习经历中，这一点体会尤为深刻。其次，理论也为我们提供了突破。我们研读论文、资料，了解相关工具和大量案例，试图丰富自己的知识库，描绘理想中的产品。在沟通和理论研究的过程中，我们的思维方式和技能得到了提升。例如，每次沟通的关键时刻都可能带来突破；每次陷入困境时，寻找工具和案例往往能发现有用的理论或参考案例，推动方案前进。思维的转变通常在遭遇否定时出现，而技能的提升则往往发生在项目冲刺阶段，那时学习效率最高，技能掌握最快。有些同学从未剪过视频，但在课程要求下，他们能在短时间内掌握软件并制作出不错的作品，这就是技能提升的证明。

问题 4：在体验设计方法的学习和应用过程中，我们引入了多篇关于劝导式设计和生活方式对设计对象影响的理论文章，并进行了深入的讲解。通过这一过程，你获得了哪些收获？同时，你在实际应用中又遇到了哪些挑战？请分享一下你是如何克服这些挑战的。

其实，在本科阶段，我在课堂上阅读论文并非首次，但体验设计方法这门课与众不同。课程提供的几篇论文，对于有些同学来说可能较为晦涩难懂，因为它们具有较强的学术性，难度相对较大。然而，对我而言，这些论文的收获却相当大。当时我正值考研时期，这些论文对我来说无疑是一种学术启蒙。它们如同梦想的种子，相关理论则为我指明了一条通往理想主义的康庄大道。无论是对当时的我还是后来的我，劝导式设计的理论都产生了深远的影响。这套理论让我明白，设计师可以介入生活方式这一宏大的领域，并有机会改变世界。它也揭示了用户的需求可以由外界来引导和创造。在交互与体验设计中，对设计对象的理解与这套理论是相通的。虽然它可能不会立即产生明显的影响，因为它比较抽象，但我在后续的应用中结合了这套理论，对我的设计师同理心、观察用户的视角以及设计思维本身的训练都有所助益。因此，在我做毕业设计以及在企业实习的过程中，这套理论都潜移默化地影响着我。当然，阅读理论文章也会遇到挑战，比如某些理论较为晦涩，需要我反复阅读才能理解。但当时的我并不排斥阅读论文，甚至主动寻找更多的论文来拓宽视野。

周绮彤

问题5：本次学习体验在加深你对体验设计的认识方面起到了怎样的作用？同时，这次学习又对你的个人后续研究和学习过程产生了哪些影响？

在那个时候，我对自己后续的研究和学习方向并不明确。然而，完成那个课程后，我深感收获颇丰，内心充满了成就感。那次汇报吸引了众多听众，包括企业的导师们，他们的肯定给了我很大的鼓舞。因此，与大二时相比，我在大三时体验设计的经验更为丰富。实际上，学习体验对我的影响非常直接且显著，它几乎成为了我本科体验设计学习记忆的核心。每当回想起用户体验的学习经历，我首先想到的便是这门课程。如今，当我描述体验设计时，我认为它就像是在讲故事，产品的故事性至关重要。无论处于设计的哪个阶段，讲故事都是不可或缺的。通过营造体验，我们使用户沉浸在所创造的世界中，引导他们从本能层、行为层到反思层逐步深入，从而获得丰富多样的用户体验。在这个过程中，用户的审美需求得到满足，功能需求得以实现，同时满足了他们的意义诉求。至于问题是否得到解决，或许就不再那么重要了。用户在体验过程中的每一个瞬间都至关重要，正如辛老师那篇名为"设计的蝴蝶效应"的论文所提到的，一切都在潜移默化中发生，用户的后续行为可能会因某段体验而发生改变。我的硕士研究聚焦于文化，特别是与文化相关的用户体验，涉及对文化大数据平台的用户体验研究，以及不同类型用户的深入研究。因此，本科时的体验设计学习不仅改变了我看待用户的视角，使我更具大局观，还影响了我在使用工具和技能时的细节处理。然而，两者之间存在差异。硕士阶段的研究更为实际，我需要深入与用户沟通，查阅大量资料和论文，组织信息。相比之下，本科时的体验设计学习更注重发挥想象力和创造力，研究的用户量和信息量相对较少。我相信，在未来的工作或研究中，这两个层面的体验将展现出更大的差异。

问题6：作为一名研究生，当再次回顾过去，你如何评价当初这门课程的内容设置呢？

首先，本科阶段，老师们上课时是在传授知识，他们教的东西我都认真学习并钻研。课堂上，我和同学们一起探讨，课程结束后，我们都能有所收获。那时候，我们与老师、同学共同经历了一场精彩纷呈的知识探险，最终获得了宝贵的成果。然而，研究生的课程以课题研究为主，主要依靠自学。相比之下，本科时期，我们集中在一个课程上，参与度很高。当时，课程内容设计相当充实，我们并非孤军奋战，而是有着团队合作的感觉，这让我倍感温暖。

6.3.3　李天豪同学课程学习体验

> **"如果用心对待这件事情，你走过的路，每一步都会算数。"**
>
> ——李天豪同学访谈

李天豪，广东工业大学体验设计创新班班长。毕业后先后于零洞科技有限公司（物联网行业）和网易互娱（游戏行业）工作。在企业担任高级体验设计师，负责用户体验相关的设计工作。

李天豪

问题1：本课程将健康类（饮食）课题作为设计主题，你认为带来了哪些优势或者挑战？

当时的一个难点在于，对于我们那个阶段来说，之前的设计提案都是针对特定问题的解决，但当我们面对这个名为健康类的课题，特别是与饮食相关的内容时，我们发现这是一个相对宽泛

李天豪

的概念，缺乏明确的指引性目标。我们需要主动提出并确定研究的方向。一个学生若想做好这项工作，必须对饮食相关的频道有所了解和研究，以便更好地洞察。课程鼓励我们自主发现问题并解决，这无疑是那个阶段最具挑战性的部分。我们小组当时投入了大量时间寻找研究方向。在寻找过程中，我们不断思考做这件事的意义和价值，这促使我们深入探究其对社会、机构和个人健康的有益之处。我们在思考中逐渐明确了设计概念，探究其设计目的，这推动了我们的内心思考。因此，后来每个小组都产生了不同的设计策略，这本质上反映了各小组对健康主题不同细分点的关注。这对我来说是一个极具挑战性的地方，比如如何系统地构建一条完整的设计思考链，因为这是我们之前从未有过的体验。尽管这很有难度，但其优势也很明显，它锻炼了我们对整个设计链路的思考能力。对我个人而言，作为组长，如何整合大家的意见并合理安排小组的时间规划是一个不小的挑战。我花费了大量时间在这方面，努力协调组内不同的声音，以实现对外的一致输出，并明确小组的目标及每个阶段的任务。当时，大家都感到困惑，各执己见，经常否定他人的想法。构建意义的过程尤为艰难，特别是对于我们这些社会经验有限、认知尚浅的人来说，需要主动推进才能有所感知。初入一个领域时，一些设计点在大背景下对我们的成长起到了很大的推动作用。甚至在后来的求职过程中，课堂上的设计产出也为我赢得了许多企业面试官的认可，使我能够自信地与他们交流。因为我深入思考并透彻理解了这些内容，才有了与他人交流的底气。这既是我当时的挑战，也是我所获得的优势。

问题 2：课程与非营利组织的深度合作，引入社会企业导师，对你的课程学习和方法掌握等方面有怎样的影响？

我理解，引入社会导师本质上是为了给我们提供更多从专业视角出发的参考意见。因为他们是社会公益者，更多关注的是产品的实际应用性、经济链路的闭环以及方案的可行性等专业层面的问题。我注意到，在学生们的设计方案中，很多想法都显得过于天马行空。而社会导师的引入，可以帮助我们将这些想法落地，因为有时候我们自己的想法可能并不贴合实际。我们需要一个了解行业规则的人来帮助我们构建和引领规则。他们不仅懂设计，而且在与他们交流的过程中，我发现他们很多时候都有过类似的设计经验，能够准确指出方案的不足，无论是因为目标人群定位不准确，还是流程设计上的不闭环。他们的专业意见对后续的设计工作影响深远，让我们在体系化思考时能够更加完善，更能够将方案落到实处。在工作中，我也学会了如何与团队成员共同讨论，推动设计方案有效落地。他们的宝贵建议，对我有着非常重要的参考价值，就像曾经在食堂吃饭时，我抓住机会与他们深入交流，氛围融洽，收获颇丰。另外，通过与他们交流，我明显感受到他们的思维方式与在校学生和老师的不同。老师可能更注重教育方面，而他们从企业角度出发，会在垂直领域上深入研究。相比之下，学生可能只在表面上思考，缺乏深度。我认为，如果有机会，学校应该多引入这样的导师，对学生的成长和发展会有很大的帮助。课程学习主要是老师教授方法，而社会导师则更注重教授具体的落地策略，即如何将方法应用到实际中。老师则更多地引导我们如何思考和设计。引入不同的营利企业和非企业组织，它们各自有不同的目的和利益诉求。引入企业可能是为了招揽人才或寻求创意提案，而非营利组织则更注重方案的实施和公益传播。由于利益诉求不同，设计想法也会有所偏差，这取决于老师希望给学生带来怎样的设计体验。然而，过早地引入企业的元素可能会限制我们的创新思

李天豪

维。在企业做设计，往往受到很多限制，像戴着枷锁跳舞。在学生阶段，我更愿意尝试创新、有意义的事情，这对我来说更有动力。虽然企业导师可以提供从公司角度思考的建议和就业方向，但我认为在学习设计的过程中，更重要的是学习如何使用设计方法和构建自己的设计认知，找到自己真正感兴趣的方向，激发对设计的热情。

问题 3：与以往以解决问题和痛点为设计目标的设计学习方式不同，本课程倡导以寻找正面契机作为设计的起点。在这个过程中，你遇到的主要难点和突破点有哪些？这些思维转换和技能提升是在何时以及如何实现的？

我理解的这套新的设计方法，并非从无到有的产品构建过程，而是一个从一到多的优化迭代过程。然而，对于这样的产品，一个核心问题是——为何需要经历从一到多的优化过程？毕竟，它并不像盲人需要拐杖那样直观。在这一过程中，我们需自行判断用户在当前情境下遇到的体验障碍或不便之处，其中的发现过程颇具挑战性。尤其是在后来的企业实践中，我深切体会到，从零到一构建产品固然不难，但真正的差异化竞争点在于后续的优化工作，能否做得更好、更创新才是关键。在我们的课程中，前期的重点主要在于寻找问题。对我而言，这更多的是鼓励正面寻找突破口，而突破口的产生源于不断思考和学习。当时的难点之一是如何理顺我们的思考模型。例如，我们曾有一个课题是关于"约饭"的。你是否有过"约饭"的经历？是否体验过这一流程中各方利益相关者的不同诉求？由于我们缺乏相关体验，因此必须深入实地，去体验现有流程中的不完善之处。从选题到线下实践，最大的挑战在于深入感受目标用户所处的环境，发现他们在特定情境下需要改进的问题，并通过设计手段进行创新和突破。当时我认为，"看见"问题是最难的，而解决问题相对容易一些。只有当我们真切地意识到问题的存在，并对其进行深入思考，才能在后续的设计过程中转化设计思维，有针对性地提升设计技能。如何表达想法，如何呈现方案，这些都是当时我们面临的技能挑战。我们需要学习制作视频、设计App，将整个流程串联起来，并根据目标学习相应的技能，从而提升自己的能力。从解决问题出发，到构建所需的能力模型，再到自主学习这些能力模型以提升自我，这是一个从被动到主动的转变过程。以前我们学习技能和思维时，往往是按照书本进行，缺乏明确的学习目的。而通过项目实践，我们可以清晰地感受到技能学习的紧迫性，因为只有掌握了这些技能，我们才能顺利完成项目。在企业中，这样的学习机会相对较少，而学校则提供了更多的主动学习的机会。因此，我很庆幸当时能够在学校及时学到这些宝贵的经验和技能。

问题 4：在体验设计方法的学习和应用过程中，我们引入了多篇关于劝导式设计和生活方式对设计对象影响的理论文章，并进行了深入的讲解。通过这一过程，你获得了哪些收获？同时，你在实际应用中又遇到了哪些挑战？请分享一下你是如何克服这些挑战的。

在课程的各个阶段，我们引入了众多方法。我尤其认为，对于本科阶段的学生来说，他们可能处于知其然不知其所以然的阶段，大部分学生可能只是听说过这些方法，但并不知道如何在实际中运用它们。真正掌握这些方法，需要通过亲身参与项目案例来实现教育的闭环，只有亲身经历，才能深刻理解。在学习过程中，我发现真正吃透这些方法的关键在于课程的实践应用以及与老师的沟通。通过表达自己的想法，进行思想碰撞和沟通，并在老师的引导下进行深入思

李天豪

考，与小组成员分享观点，才能逐步理解并掌握这些方法。这个过程使我从最初对课题的混沌模糊状态，转变为坚定而持续地投入研究。这就是我理解的引入方法的闭环。就我个人体验而言，如果要向同学们传授一个清晰的方法，应该鼓励他们自主探究，深入了解该方法的运用层面，并将其落实到实际操作中。通过新的体验思考，当他们完成这项任务后，再进行复盘和总结，这样他们就能意识到这个方法已在潜移默化中得以应用，这样的效果更佳。

问题 5：本次学习体验在加深你对体验设计的认识方面起到了怎样的作用？同时，这次学习又对你的个人后续工作和学习过程产生了哪些影响？

其实，我最大的感触是，如果你用心对待一件事情，那么你走的每一步路都会算数。有一句话说得很好，这些经历必定会在未来的某一时刻影响到你。当我初次接触体验设计时，我其实并不太懂，特别是如何系统性地构建它。也正因如此，当我与企业的面试官交流时，我把那个作品放了我的作品集的首位。它是我非常自豪的作品，是我愿意与大家分享和沟通的。这部作品源自我实习期间的经历，它对我的应聘和进入公司起到了积极作用，对我的未来职业规划也产生了积极的影响。它让我得到了大家的认可，也让我更加自信。至于工作上的影响，我认为在学习过程中，课堂上认真攻坚每一个难题，更多的是在锻炼自己的设计思考能力。能否成为更优秀、更全面、思考更完善的设计师，其实是通过课程学习和对体验的深入理解来实现的。我现在的职业岗位是体验设计师，有幸参加了这门课程，它的影响很大，可以说是我走到今天的重要一步。如果现在让我回到当初，我也会像当初一样努力，甚至投入更多的精力去做好这件事情。因为我相信，只要你真正付出过，即使当时看不到回报，你所经历的事情和你付出的时间，未来一定会反作用在你身上。

问题 6：作为一名企业的设计师，当再次回顾过去，你如何评价当初这门课程的内容设置呢？

这个问题背景首先与时间紧密相关。我记得，我们当时的这门课是在大三下学期开设的，它对于同学们来说，是最后一个能够完整接触项目案例的机会。因此，我深感这门课的时间安排稍显紧凑，希望课程时间能够再延长一些，以便更深入地学习和探讨。同时，我也期待课程内容能够更加精细化，无论是对这段经历的进一步细化，还是对课程内容的更完备思考，都是我热切期盼的。关于课程内容的设置，我当时觉得相当不错。因为课程不仅引入了企业导师的参与，还为我们提供了与不同领域人士交流碰撞的机会，再加上老师的精彩教学，我对此表示高度赞赏。无论是企业导师还是公益项目导师，他们都能带来各自领域的专业视角，对我们的成长具有引领性，有助于我们构建自己的思维框架。从企业设计师的角度来看，我深知公司的工作往往带有更多的规范性和束缚性。比如，需求可能在周一给出，而评估节点则在周五。因此，在学校时，我会有意识地引导同学们培养实践意识和设计排期意识。我希望他们能够明白，如何预估自己的设计排期和产出，以便更好地适应未来工作中的规范化设计思考模式。有时候，逼自己一把，才会发现自己原来可以这么出色。最后，我认为这门课对我而言至关重要。它鼓励我们拓展思维，不局限于完成某个界面或设计产品电路，而是深入挖掘链路上的小细节，提出创新的思考。我鼓励同学们发挥自己的主观能动性，勇于创造。这样的经历往往能给他们带来丰富的成长体验，并促使他们主动锻炼自己的能力。

6.3.4 李烁同学课程学习体验

> "设计师的话语权其实可以来自于作为设计师的独立个体，是对真实的世界的深入了解以及剖析。"
>
> ——李烁同学访谈

李烁，海外人机交互硕士在读，从社会学和哲学的角度研究人机交互与设计。本科就读于广东工业大学工业设计专业体验设计方向。

李烁

问题1：本课程将健康类（饮食）课题作为设计主题，你认为带来了哪些优势或者挑战？

首先，这个题目新颖且开放，为我们提供了一个广阔的探索空间。作为工业设计系的学生，我们过去往往将设计局限于传统的造物思维。加入体验设计创新班，正是我们逐步摆脱这种思维方式的契机。这门课引入的饮食文化与健康饮食相关的话题，打破了我们对"设计"的固有理解，使我们开始深入理解设计一种体验的过程。饮食主题的选择十分恰当，因为它是我们日常生活中不可或缺的重要体验，然而，它并非仅仅通过设计一个物品就能直接干预的。因此，在引入这个题目后，我们开始思考体验这种无形的非物质因素是如何被创造出来的。回首当时，这一过程对我们学生而言是极大的挑战，因为它要求我们培养抽象思维能力。过去，我们更多地以工程师的视角看待设计，认为只要物品能用、程序能运行就足够了。然而，对于如何将抽象的体验通过设计手法具体表现出来，我们并无认知。此外，它也促使我们的思考方式发生了重大转变。过去，我们的设计往往针对特定人群或行业，但现在不同了。现在我们针对的是人们日常生活中每天都会面对的事情，围绕这一话题进行设计，而且我们并不能预知最终会设计出什么。这不仅是对学生学习方法论的挑战，对教师的教学过程也提出了巨大的挑战。

问题2：课程与非营利组织的深度合作，引入社会企业导师，对你的课程学习和方法掌握等方面有怎样的影响？

我从个人视角和旁观者的角度，来谈谈对这个问题的看法。社会企业导师的引入，在我们以往的课程中并不多见。对我而言，最大的收获在于结识了设计学体系之外的人，他们与我的专业发展路径截然不同。通过这门课程，他们被引入进来，并与我的未来发展产生了紧密的联系。值得一提的是，这些导师并非学生，而是来自社会实体的个人。在重新认识我的专业以及认识世界方面，他们起到了至关重要的作用，给予了我极大的帮助。在认识专业方面，他们帮助我从外部视角审视自己在专业中的定位；在认识世界方面，他们则从真实世界中带领我们走向更广阔的世界。在这门课程之前，我相信许多工业设计和体验设计的学生对于未来的职业选择并不十分清晰。除了传统的工业设计师、互联网产品设计师和体验设计师这些职业，我们还有哪些选择呢？其实我们的认知是模糊的。社会企业导师的引入，恰好填补了本科学习中关于职业发展可能性的空白。从宏观层面来看，他们为我们提供了更多的视角和可能性。具体来说，社会企业导师进入我们的课程，解决了设计、工业设计系等与产业紧密相关的专业学科中学生常有的困惑：学的东西将来有什么用？是否存在产学脱节的问题？他们的引入，很大程度上扮演了引导学生从象牙塔走向实际产业的角色。他们不仅在教学方法上给予学生指导，还从实际产业需求出发，对学生的产出提出反馈，为学生描绘出一条可能的发展路径。这种与产业紧密结合的教学方式，是传统设计教学方法难以企及的。当时，我对这门课充满了热情，逐渐接触到了社会创新、可持续发展等内容。在课程之外，我还通过课程合作的非营利组织的社会活动，结识了广州地区的一大批从事社会创新的人。甚至有一次，我差点加入了"瓶行宇宙"（Bottle Dream）这个在广州创立后发展到上海的社会创新企业实习。可以说，通过这门课，我结识了许多志同道合的人，也差点因此选择了社会创新作为我的职业发展方向。然而，从旁观者的角度来看，我也观察到有一部分学生对饮食主题和社会创新话题并不太感兴趣。他们对于校企合作的内容如何帮助他们成长为一个更好的设计师感到迷茫。这部分学生可能更倾向于成为传统意义上的优秀设计师，而非追求所谓的"创新"或进入新兴的社会创新行业。对于他们来说，这门课中的项目过程虽然像创业，但他们更关心的是这对他们未来的职场生涯有何帮助。综上所述，社会企业导师的引入为我们的课程设计带来了新的视角和可能性，但同时也需要考虑不同学生的需求和兴趣，以便更好地帮助他们成长和发展。

问题 3：与以往以解决问题和痛点为设计目标的设计学习方式不同，本课程倡导从寻找正面契机作为设计的起点。在这个过程中，你遇到的主要难点和突破点有哪些？这些思维转换和技能提升是在何时以及如何实现的？

我深感这门课在培养学生社会意识和社会责任感方面有着显著的不同。我们并不仅仅是学生身份，未来的角色也不会仅限于充当社会的一颗螺丝钉。这门课传递了一种与众不同的信息——尽管我们是工业设计系的学生，但并不意味着我们的职业道路仅限于进入大型企业制作产品。实际上，非营利组织、社会创新企业等多元选项同样存在，并不存在一个统一的"就业最优解"。作为设计师，我们拥有一定的话语权，可以对社会现象发表观点，进行批判，甚至可以提出自己的价值观。我们可以构想一些愿景，让这个世界变得更美好，并激发更多人共同参与其中。这种朴素而善良的价值观在传统的校企合作中往往难以体现。我们常常说，大学应该是理想主义的最后一片净土。如果大学也失去了理想主义，那将是一件令人遗憾的事。当然，我明白现代大学生和青年人面临着诸多压力，包括就业问题。因此，抛开现实去谈理想似乎有些不切实际。但我仍希望大学能够提供更多包容和支持性的措施，以鼓励理想主义的存在。之后，我与许多设计师和设计专业的同学进行了深入的交流，这也是这门课给我留下深刻印象的原因之一。与传统的从痛点需求出发的设计流程相比，以契机或愿景为出发点的方法存在显著的区别。这引发了我对自己作为设计师的定位的深思。回到之前的话题，传统观念中，设计师的角色往往被定位为造物的人，他们制造满足大规模生产的物品。然而，在互联网背景下，尽管互联网产品不需要大规模生产，但 UX 设计师和产品经理同样需要考虑产品开发、运维成本、用户体验和业务增长等因素。尽管我们常常期待设计师具备"造物"的能力，但这门课却从另一个维度培养了学生的社会责任感。设计师不仅仅是造物者，他们也可以提出问题，甚至是批判社会现象的角色。我认为这门课的巧妙之处在于它改变了设计师的话语权。过去，设计师的话语权可能来源于上级，如产品经理或老板。但现在，这门课使我们意识到，设计师的话语权可以来自他们作为独立个体的身份，源于对真实世界的深入了解和剖析。虽然一门课程不可能从根本上改变我们的认识，但它确实促使我们开始转变思考的角度。这对我从学生身份到未来步

李烁

入职业或学术领域的整个过程都产生了深远的影响。

问题 4：在体验设计方法的学习和应用过程中，我们引入了多篇关于劝导式设计和生活方式对设计对象影响的理论文章，并进行了深入的讲解。通过这一过程，你获得了哪些收获？同时，你在实际应用中又遇到了哪些挑战？请分享一下你是如何克服这些挑战的。

我非常喜欢这种将理论学习与社会企业导师指导相结合的课程模式。然而，课程的信息密度相当高，这带来了一定的挑战。经常的情况是，我刚刚读完一篇论文，还未完全理解其中的模型或理论，第二天就需要运用论文中提到的方法或模型去设计一些过程产物，比如分析图、概念等。不过，这种学习方式的优点在于，我对理论的学习和理解并非空中楼阁，而是有着明确的应用目标。学习理论模型的动机在于能够立即将其应用于实际的设计流程中，这对我后来处理不熟悉的项目和领域的思维方式产生了深远影响。我会先通过阅读大量文献来初步了解领域的大致情况，然后在项目进行过程中，即使遇到不懂的问题，我也会立即学习并应用到实践中。每当需要某种理论或技能时，我都会立刻学习或查阅相关文献以迅速掌握。另一个巨大的挑战来自团队协作，如何达成共识和互相学习成为了一个重要的问题。以我们当时学习的一篇论文为例，辛向阳老师的《从用户体验到体验设计》一文将"体验设计"从传统的互联网产品思维扩展到了各个行业和领域，大大丰富了"体验"的内涵。然而，当时我们小组内部并未对这个新概念达成共识，这导致后续在设计决策上出现了分歧。例如，关于体验是应该更侧重于人与人的交互，还是更侧重于最终产品的表现，我们并未形成统一意见。关于上述问题，我还想补充一点。这门课我们称为愿景导向型设计，而非痛点解决型设计。正如我之前提到的，我认为这个过程与创业非常相似，无论是对于企业还是非营利组织。我们首先提出价值取向，然后描绘出一个我们认为能让世界更美好的愿景。从这个愿景出发，我们自上而下地寻找潜在的目标群体，并采取能够激发他们积极参与的设计策略。然而，这个过程对学生的人生经历和社会参与程度要求极高。对于本科学生来说，这确实是一个相当大的挑战。特别是在中国，大多数学生都是从高考一路走到大学，对真实世界的了解相对有限，社会参与程度也较低。在具体课程实施上，我们也面临一些挑战。例如，我们很难接触到这些潜在的用户，甚至难以通过简单的访谈问答来验证我们的愿景、调查社会接受程度以及评估可行性。此外，在寻找人们使用我们设计产品的契机时，我们需要深入了解人的内在动机，这涉及社会心理学、认知心理学甚至是经济学等多个领域。回想起当时的情景，我觉得需要学习的内容如此之多，有时感觉难以应对。然而，每次接触到这些以前从未了解过的领域和知识，我都会感到特别兴奋，求知欲得到了极大的满足。直到现在，我依然觉得那门课涉及的知识领域非常广泛，有些内容可能至今仍未完全理解，但每次接触都会让我感到兴奋。正是通过这门课，我逐渐意识到人生的可能性是多种多样的，我并不一定要成为一名设计师。从实际的角度来看，我应对这些挑战的方式主要是大量阅读文献，学习理论模型，并思考如何将这些知识融入设计流程中。

问题 5：本次学习体验在加深你对体验设计的认识方面起到了怎样的作用？同时，这次学习又对你的个人后续研究和学习过程产生了哪些影响？

这两个问题确实引人深思。对我而言，这门课的影响并非显而易见，它更像是一种潜移默化的

李烁

过程。具体来说，它改变了我对设计的认知，对体验的理解，以及对人生发展可能性的看法。首先，我摆脱了设计必须解决问题的固有观念，特别是工业设计必须制造实物的单一叙事逻辑。我逐渐认识到设计具有更大的社会价值，它可以揭示社会问题，激发社会讨论。在我的毕业设计中，我开始尝试这种新思路，不再局限于解决问题，而是将设计作为一种研究方法。事实上，有一种研究方法就叫"research through design"，即通过设计来进行科研、哲学或社会议题的探讨。如果我们仅从产业的角度看待设计，那么它的价值无疑是被低估了。设计远不止于此，它的价值是多元且深远的。其次，这门课程理论学习与社会企业相结合的教学模式，也对我现在的研究思路产生了影响。我目前的专业是人机交互，与设计有着紧密的关联。在撰写研究提案时，我会思考如何平衡研究的社会效益与我的学术探索欲望。这门课从学术和产业两个角度审视设计，对我的思维方式产生了积极的影响。同时，我也意识到人生就是一场体验，作为设计师，我们的任务是将自己认为美好的人生体验传递给目标人群，这就是体验设计的真谛。在大三时，我对升学还是就业的选择感到迷茫。直觉告诉我，我想在学术界深入探索，特别是理论学习；但理智又告诉我，设计是一门产学高度结合的学科，我应该去产业界积累经验。这门课为我提供了一个新的视角——学术与产业并不是割裂的，我无须纠结于选择哪个方向，而应思考自己真正想研究的问题，以及这些问题如何能为社会带来价值。有了这样的认识，我不再感到迷茫，这也是这门课给予我最宝贵的价值。站在现在的视角，我有一个激进的想法，那就是将这门课改名为"高级体验设计方法与研究"，并作为研究生课程开设。这个想法并非空穴来风。我所在的学校有一门名为"高级交互设计"的课程，其课程架构与这门课有许多相似之处。我认为经过修改后，这门课也适合研究生学习。研究生通常年龄稍大，社会经历更丰富，已经建立了相对完整的学科视角，并熟悉基本设计方法论。在此基础上学习这门课，他们将会有更深入的理解和应用。此外，我认为虽然这门课名为体验设计方法，但它涵盖了许多值得在学术上深入讨论的话题，如劝导技术对人的行为决策的影响等。生活方式设计也提出了道德要求，设计师在提出愿景并劝导他人参与时，其话语权变得尤为重要，如何合理行使这一权力也值得探讨。我期待这门课能够对这些内容进行深入的探讨。

📖 复习与思考

从本章的作业案例与学生的第一视角记录和反思过程，你吸收到了什么？

参考文献

[1] 辛向阳.设计的蝴蝶效应:当生活方式成为设计对象[J].包装工程,2020,41(06):57-66.

[2] 辛向阳.从用户体验到体验设计[J].包装工程,2019,40(08):60-67..

[3] 辛向阳.交互是微观的组织设计行为[J].设计,2019,32(08):44-46.

[4] 胡飞,冯梓昱,刘典财,等.用户体验设计再研究:从概念到方法[J].包装工程,2020,41(16):51-63.

[5] 胡飞,姜明宇.体验设计研究:问题情境、学科逻辑与理论动向[J].包装工程,2018,39(20):60-75.

[6] 孟娇.面向健康生活方式的劝导式设计研究[D].无锡:江南大学,2015.

[7] 约翰尼·萨尔达尼亚.质性研究编码手册[M].刘颖,卫垌圻,译.重庆:重庆大学出版社,2021.